Götter
in Weiß

Peter Lechleitner

Götter in Weiß

Wie Sie von ihnen bekommen, was Sie brauchen

molden verlag

INHALT

Wichtiger Hinweis: Die im Buch dargelegten Empfehlungen ersetzen keineswegs eine seriöse Unterredung und Untersuchung bei Ihrem Arzt und dessen Empfehlungen, denn jeder Fall muss individuell beurteilt werden. Es wird hier die subjektive Meinung des Autors wiedergegeben, die sich nicht immer mit der gängigen Lehrmeinung deckt, welche ebenfalls in vielen Bereichen im Fluss ist und da und dort zur Disposition steht.

PROLOG

Niemand bleibt verschont, jeder kommt dran. Die Krankheit ist allgegenwärtig. Ob banale oder ernsthafte Erkrankung oder Ungewissheit, welche Bedeutung Symptome haben: Krankheit bedroht unser Wohlbefinden, ja manchmal unser Leben oder das unserer Lieben oder Freunde.

Zehntausende Medizinbücher wurden bereits geschrieben, Tausende Journale publizieren nahezu täglich neue medizinische Erkenntnisse, Hunderttausende von Ärzten, Wunderheilern, Lebensberatern und Sehern – einmal nüchtern wissenschaftlich, zum anderen wieder esoterisch und mystisch – bieten ihre Hilfe an. Eiskalte Profis und charismatische Heiler, bezahlbare, unbezahlbare und für Gottes Lohn arbeitende Heilungsversprecher stehen Ihnen zu Diensten. Doch entscheidend ist nur eines: Wie werde ich wieder gesund oder kann ich überleben? Dabei ist das Leben definitiv endlich, es endet also immer fatal. Es gibt aber Unterschiede: Wie früh und unter welchen Umständen es endet.

Als eine 62-jährige Patientin ihren seit drei Wochen anhaltenden Druck in der Magengegend einer Untersuchung zuführen wollte, schien diese nicht mehr enden zu wollen. Am Ende stand die Gewissheit: Krebs. So wie ihr Vater, der bereits in frühen Jahren an derselben Krankheit gestorben war. Aber es hätte auch anders sein können. Dieselben Beschwerden treten bei vielen Menschen auf, ohne dass eine schwere Erkrankung vorliegt, und sie wären dann durch Hausmittel, spezielle Medikamente oder einfach nur Zuwarten gut behandelbar. Sie hätten verschwinden können wie bei Tausenden anderen Menschen. Nur, wie weiß man, was wirklich dahintersteckt, ob Beschwerden harmlos oder bedrohlich sind?

Leider war es bei dieser Patientin nun Gewissheit geworden: Nach siebenmonatigem Kampf, nach Chemotherapie, Operation, nach Einnahme von magnetischem Wasser, nach Aufbietung der Wissenschaft und vieler alternativer Methoden und trotz Vorsorgeuntersuchung verlor sie ihren Kampf.

Ein weiteres Beispiel sind diese zwei Burschen im Alter von 14 und 18 Jahren. Bei beiden wurde dieselbe Diagnose gestellt: Lymphdrüsenkrebs. Derselbe Krebstyp, dasselbe Stadium. Der eine ist heute 27, gesund, leistungsfähig, Familienvater und seit fünf Jahren nicht mehr krank gewesen. Der andere: schon lange gestorben, nach endlosen Verwirrungen und Verstrickungen im Dschungel vieler geglaubter Heilungsversprechen. Todesursache: mangelndes Vertrauen in etablierte Möglichkeiten der Medizin. Nicht immer können schlimme Verläufe abgewendet werden, doch immer öfter.

Nach mehr als 30 Jahren des Arztseins habe ich mit all meinen Erfahrungen, den guten und schlechten, den verzweifelten und den erfreulichen, den demütigenden und den erbauenden, versucht, mich in die Lage eines Patienten zu versetzen. Was denkt er, welche Ängste und Erwartungen, welche Befürchtungen und Hoffnungen, welche Kleinigkeiten und Stimmungen berühren ihn? Nach 250 wissenschaftlichen Publikationen, Aufsätzen und Lehrbüchern, nach Jahren des Suchens, auch abseits wissenschaftlich etablierter Heilstrukturen, nach Behandlung Tausender Patienten mit etablierten und komplementären Methoden, mit Worten und Taten, ist mir klar geworden: *Menschen benötigen zunehmend eine Führung durch den Dschungel der Heil(s)angebote.* Je mehr Information entsteht, desto mehr fehlt der Durchblick. Misstrauen, Vorurteile, unkritische Bewertungen, Sensations- und Skandaljournalismus, Experten oder solche, die es glauben zu sein, Gurus, Fitnesspäpste, Internetportale und Skepsis gegenüber der technologisierten Welt haben uns endgültig verwirrt. Hilflos stehen viele Menschen vor ihrer Krankheit oder jener ihrer Angehörigen. Gerade wegen des überbordenden Angebots. Wem kann man vertrauen? Wer ist zuverlässig? Welchen Weg soll man konkret gehen?

Bei jahrelangem Studium und auf der Suche nach einer solchen Literatur konnte ich keine zufriedenstellenden Orientierungshilfen finden, sodass ich der unübersehbaren Zahl von Medizinbüchern noch ein weiteres, ein vielleicht für Sie wichtiges, hinzufügen möchte.

Was ist meine Motivation: Zu helfen? Aufzuwecken? Zum Nachdenken anzuregen? Aufmerksamkeit zu erregen? Oder die Erkenntnis, nach vielen wissenschaftlichen Publikationen wenig Substanzielles verändert oder vielleicht nur einen kleinen Mosaikstein beigetragen zu haben?

Dieses Buch setzt sich mit den wesentlichen Fragen von betroffenen Patienten und nicht vorwiegend mit Problemen von Ärzten und anderen Heilern auseinander, aber es beleuchtet auch deren Denken, Fühlen und Beweggründe.

Wie gehe ich bei Krankheit vor? Wem kann ich vertrauen? Wie kann ich Seriosität von Geschäftemacherei unterscheiden? Was von den aktuellen (oft hochgelobten) wissenschaftlichen Erkenntnissen ist tatsächlich für mich wichtig, was evtl. nur belastend und wenig wirksam? Was sind Bedingungen, die ich einfach akzeptieren muss, und welche nicht? Wie finde ich zur Ursache meiner Beschwerden und was bedeuten diese? Sind sie ernst oder alltäglich? Wie finde ich den richtigen Arzt oder Heiler? Wie erkenne ich Inkompetenz, wie ist die menschliche Einstellung des Arztes oder Heilers? Besteht Zuneigung, kühle Professionalität oder vielleicht nur reines Gewinnstreben? Welche Alternativen gibt es? Sind sie wirklich brauchbar? Und wie steht es mit der Toleranz der Schulmedizin gegenüber alternativen Heilmethoden? Wo besteht massive Selbstüberschätzung des Behandlers zu Ungunsten des Patienten? Schließlich: Wie muss ich mich als Patient verhalten, um möglichst erfolgreich zu sein? Ist mein Verhalten wichtig für Heilung oder Besserung? Wenn ja, wie sollte es aussehen, um das zu erreichen, was im Mittelpunkt des Interesses steht: Heilung oder zumindest Stabilisierung oder Linderung. Eines ist sicher: Von der Beantwortung dieser Fragen hängt weitgehend Ihr Schicksal ab, nicht vom Zufall, nicht von der Vorsehung, wie ich Ihnen später zeigen möchte.

Es werden in diesem Buch viele Fragen im Grenzbereich der Medizin berührt. Es werden provokante Äußerungen gemacht, doch am Ende bleibt der Respekt vor dem Menschen, vor dem kranken Menschen und dem Behandler. Wir riskieren einen tiefen Blick in das Innere der Medizintempel. Es wird aus der Schule geplaudert, es werden Stärken und Schwächen aufgedeckt, Tabus gebrochen. Es werden viele Geschichten erzählt. Keine von ihnen ist erfunden. Lediglich Namen und Umstände sind so verändert, dass die ärztliche Schweigepflicht gewahrt bleibt. Diese Geschichten sind – weil sie das wirkliche Leben widerspiegeln – die Essenz des Buches. Am Ende können Sie sicher sein, einen Weg durch den Dschungel der Heilsysteme, eine Leitlinie, an der Sie sich orientieren können, gefunden zu haben.

Die Möglichkeiten der Medizin sind komplex, Möglichkeiten gibt es genug. Dennoch ist vieles, was sie im schulmedizinischen und komplementären Bereich bieten kann, zu wenig bekannt – bei Patienten und bei Ärzten. Warum das so ist? Weil die Zahl der wichtigen Informationen gigantisch ist und daher oft nicht oder über viele Jahre nicht umgesetzt werden kann. Kein Arzt und schon gar kein Patient kann das einigermaßen überblicken. Wie kann man also zuverlässig zu den wichtigen Informationen kommen? 150 Spezialisten konsultieren, täglich das Internet durchforsten? Ersteres ist zeitlich nicht möglich und vermutlich schwer zu bezahlen, Letzteres können Sie getrost vergessen, es ist der Anfang vom Ende in der totalen Verwirrung und – fast immer – kontraproduktiv. Oder man ist selbst Experte im Bewerten der vielen divergierenden Informationen und Emotionen, die im Internet meist ungefiltert transportiert werden. Einige Kapitel dieses Buches werden Ihnen aber dabei helfen.

Wichtig ist es, jemanden zu kennen, den man fragen kann und der auch kompetent ist. Oder einfach weiß, dass er nicht überall kompetent ist, aber jemanden kennt, der es ist. So funktioniert heute Erfolg, zumindest in der Medizin. Genau dazu soll dieses Buch beitragen.

WAS HABEN WIR FALSCH GEMACHT?

Drei Verstorbene (die es wirklich gibt)
treffen sich (vielleicht) im Himmel

Peter, Karl und Sophie haben sich zu Lebzeiten nicht gekannt. Jetzt, da sie dem irdischen Dasein entschwunden sind, haben sie sich hier getroffen. Irgendwie erleichtert und entspannt, losgelöst vom Druck des alltäglichen irdischen Seins. „Hier" ist entweder auf Wolke 7 oder im Fegefeuer oder auch im (Vor)Garten Eden, keiner weiß das so genau. Tatsache ist, dass sie alle vor wenigen Wochen gestorben sind, und das aus verschiedenen Gründen. Auch wenn sie nicht unbedingt zur Erde zurückdrängen würden, unterhalten sie sich doch zwanglos über die Möglichkeiten, die sie gehabt hätten, um noch etwas länger unter den Lebenden verweilen zu können.

Da ist einmal Peter, der sich nicht vorstellen hat können, bereits mit 54 Jahren das Zeitliche zu segnen. Es ist eigentlich ganz schnell gegangen, auch wenn er schon über Wochen, vor allem bei Belastung, etwas in seiner Brust verspürt hat. Immer wieder etwas drückende, manchmal brennende Sensationen, schwere Arme und ein bisschen außer Atem. Er hat seinen Arzt konsultiert, der hat ein EKG (Herzstromkurve) geschrieben, herumgeklopft, abgehorcht und dann gemeint, dass seine Wirbelsäule vielleicht nicht mehr die beste wäre. Sonst sei alles in Ordnung. Weiterführende Untersuchungen wären nicht notwendig. Gott sei Dank, hat Peter sich damals gedacht. Doch dann ging alles ganz schnell: In den Morgenstunden etwas zu spät aufgestanden, hastig zur Arbeit gefahren und dann noch schnell die Stiegen zu seinem Büro hinaufgestürmt – und plötzlich wurde es finster um ihn. Nun sitzt er hier mit Karl und Sophie. „Was", meint Sophie, „hättest du eigentlich anders machen sollen?" „Ich glaube, ich hätte verstehen sollen, dass mein Vater schon mit 52 Jahren an einem Herzinfarkt verstorben ist, dass ich zu rauchen begonnen habe, obwohl auch er rauchte, und dass meine Blutwerte, die ich kontrolliert habe, ein viel zu hohes Cholesterin aufgewiesen haben. Auch der Blutdruck war nicht wirklich in Ordnung. Doch man liest so vieles. Die vielen Medikamente, die notwendig sind, diese Befunde zu verbessern, wären vielleicht mehr Gift als Segen oder hauptsächlich ein Geschäft für die Pharmaindustrie, das dachte ich. Heute weiß ich, dass dem wohl nicht so war. Die Chance, zehn, 15 oder gar 25 Jahre dazuzugewinnen, wäre durchaus dagewesen. Und da war natürlich auch die berufliche Situation; ich hatte schon öfter daran gedacht, dass ich etwas ändern müsste. Aber das würde ich dann in ein oder zwei Jahren schaffen, dann, wenn ich das Gröbste finanziell und familiär erledigt hätte. Aber dazu kam es leider nie, denn diese Situation ist nicht aufschiebbar. Das weiß ich jetzt.

Ich hatte auch die Angst, dass es wohl das Herz sein würde, doch der Arzt beruhigte mich. Die Erkenntnis daraus: Nicht alle Untersuchungen, die spontan gut ausfallen, haben auch eine gute Prognose. Speziell beim EKG ist das so eine Sache. Ein normales Ruhe-EKG zeigt nicht, wie es in den Herzkranzgefäßen aussieht. Selbst Belastungs-EKGs können unauffällig sein und dennoch lauert Gefahr. Letztlich gibt es verschiedene Untersuchungen, die mehr oder weniger präzise sind. Und es ist immer das eigene Gefühl, das einen veranlassen soll, darauf zu drängen, doch genauer nachzuschauen. Aber es ist halt bei vielen Menschen so, dass sie etwas nicht gerne tun, weil sie befürchten, etwas zu finden, das sie tatsächlich mit einem Problem konfrontiert."

„Wie war es bei dir, Karl?" „Seit vielen Jahren habe ich unter der Schwere des Lebens gelitten. Ich habe wie ein Löwe für lichte Momente, für freudige Stunden, für Leichtigkeit, für Entspannungsmöglichkeiten gekämpft. Wie auch immer ich es gedreht habe, diese dunkle Last schien nicht zu weichen. Ich habe geglaubt, ich könnte das schaffen. Auch meiner Mutter ist es seelisch nie wirklich gut gegangen. Von Schuldgefühlen und Versagensängsten, vom Drang, es allen recht machen zu wollen, von der Last, nie ‚Nein' sagen zu können, geplagt, brachte sie ein beschwerliches Leben ohne viel Freude hinter sich. Gerade erst 75 Jahre alt, erlöste sie ein schwerer Schlaganfall. Ich habe oft an meine Mutter gedacht und zu verstehen versucht, dass familiäre Bürde und genetische Anlage im Leben ungerecht verteilt sind. Bereits viermal habe ich die Dunkelheit einer schweren Depression erfahren, die Wertlosigkeit und Hoffnungslosigkeit gespürt und es immer irgendwie geschafft, aus diesem Nebel der Freudlosigkeit ein bisschen entspannter herauszukommen.

Nur wenige Gespräche habe ich mit meinen Liebsten und Freunden geführt, an die ich meine Bürde nicht weitergeben wollte. Als es irgendwann wieder so weit war und sich Traurigkeit, Hoffnungslosigkeit und Verzweiflung über mich legten, konnte ich es nicht mehr ertragen. Ich habe das, was ich mir schon vorgenommen hatte, in die Tat umgesetzt. Aber ich frage mich doch, was hätte ich anders machen können. Meinen Kindern, meiner Frau, meinen Freunden wäre dieser traurige Abschied erspart geblieben. Ich hätte verstehen sollen, dass ich es alleine nicht schaffen konnte. Ich hätte doch daran glauben können, dass moderne Medikamente durchaus sinnvoll gewesen wären, und nicht nur Angst haben sollen, dass sie meine Persönlichkeit zerstören könnten. Ich glaubte, zu meinem Schicksal der Freudlosigkeit verdammt zu sein. Ich hätte die Angebote, mein Problem mit anderen zu teilen, annehmen und mir Lösungsmöglichkeiten oder einen anderen Blickwinkel zeigen lassen sollen. Es gibt sie, die Psychotherapeuten, und es gibt auch andere verständnisvolle Menschen, die sich um einen annehmen, denen man sich offenbaren kann. Die Idee, sich zusammenreißen zu müssen, ist absurd und eigentlich nicht erfüllbar. In der tiefen, dunklen Depression war das nicht mehr möglich. Ich hätte aber alles unternehmen, mir von anderen helfen lassen sollen, zumindest solange ich noch die Kraft dazu hatte. Ich hätte verstehen können, dass eine Depression kein Versagen ist, sondern eine Bürde des Lebens, die auf der anderen Seite wiederum zu ganz intensivem Erleben führt. Viele Künstler sind sehr empfindsame, häufig depressive Menschen, die aus dem Leid ihrer tiefen Bedrücktheit Unglaubliches schaffen können. Große Werke in der Malerei, Dichtung und Musik wären nie ohne diese depressiven Persönlichkeiten entstanden. Mit Depressionen kann man leben lernen. Das hatte ich nie verstanden, jetzt kann ich es sehen."

„Und was ist mit dir, Sophie? Was war dein Schicksal?" „Ich war kaum 40 Jahre und schon musste ich nach fünfjährigem, zum Teil entwürdigendem Kampf das Leben verlassen, das ich so sehr geliebt hatte. Ich liebte meinen Mann, meine zwei Kinder und ich liebte eigentlich auch das manchmal beschwerliche Leben. Dass mich eine Krebserkrankung aus der Bahn werfen würde, war für mich völlig unverständlich und ich war niemals darauf vorbereitet. Nach dem ersten Schock der Diagnose war ich diejenige, die Alternativen des Heilens suchte, die nicht an eine seriöse Medizin glaubte, weil ja überall Geschäftemacher locken könnten. Ich glaubte an die Natürlichkeit und nicht an die Chemie, wenngleich ich heute weiß, dass jeder Ablauf im Leben eigentlich ein chemischer ist, ob ich nun einen Apfel esse, ein Medikament schlucke oder einen grünen Tee schlürfe. Auch ob ich mich freue oder traurig bin, all das wird durch chemische Botenstoffe vermittelt, und dass diese Zusammenhänge nun deutlich besser bekannt sind, als das noch vor 50 Jahren der Fall war, das wollte ich nicht wahrhaben. Ich habe auf die notwendige Operation verzichtet, ich wollte nichts von Chemotherapie hören, auch nicht von modernen biologischen Strategien gegen Tumore. Ich dachte, ich müsste nur Frieden mit mir schließen und meine Konflikte lösen, dann würde schon wieder alles gut werden. Darin bestärkten mich viele Naturheiler und Ganzheitsmediziner, die alle eine Möglichkeit fanden, mir in dieser Situation zu helfen, und mich auch davon überzeugten, dass dies so der Fall sein würde. Die moderne Medizin behauptet, besonders erfolgreich zu sein, bei der Krebserkrankung habe ich das aber selbst nicht so wahrgenommen. Heute weiß ich, dass sich meine Chancen um 80 % erhöht hätten, wenn ich mein aggressives Leiden, dessen Ursache ich heute noch immer nicht verstehe, frühzeitig operieren und die so gefürchtete Chemotherapie und evtl. sogar die vorgeschlagene Strahlenbehandlung über mich hätte ergehen lassen. Dann wäre ich noch bei meinen Kindern, obwohl ich vielleicht das eine oder andere Defizit aus der Behandlung davongetragen hätte. Meine Todesursache war eigentlich das Misstrauen.

Das Misstrauen gegenüber Menschen, die sich über Jahrzehnte mit intensiver Forschung einem Thema gewidmet haben, das als ultimative Erkrankung gilt, der Krebserkrankung. Ich hatte zu einem Zeitpunkt das Vertrauen verloren, zu dem ich es gebraucht und es mir wirklich große Chancen geboten hätte. Vertrauensverlust kann weitreichende Konsequenzen haben", meinte Sophie, „daran hätte es eigentlich nicht scheitern sollen. Ich hatte nicht gewusst, dass es nunmehr möglich ist, Untertypen von Brusttumoren in ihren biologischen Eigenschaften so zu charakterisieren, dass sie oft eine maßgeschneiderte Therapie möglich machen. Diese neuen Erkenntnisse kommen einer personalisierten Tumortherapie schon deutlich näher. Die Wissenschaft ist also eine große Waffe im Kampf gegen viele Erkrankungen. Dies soll allerdings nicht verschleiern, dass die behutsame Pflege der oft verletzten Seele und die Anwendung bewährter komplementärer Maßnahmen auch eine wichtige Rolle bei der Krebstherapie spielen sollten. Nicht alleine, aber in Ergänzung zu modernen wissenschaftlichen Erkenntnissen. Das weiß ich jetzt."

Diese drei Menschen haben dem Buch eine besondere Richtung gegeben. Es möchte Wege aufzeigen, wie es vielleicht doch noch geht. Wie wir das Beste aus der Medizin herausholen, wie wir Irrwege erkennen, wovon wir die Finger lassen sollen und warum es immer eine Hoffnung gibt. Wir werden viele Einzelschicksale erleben, die berühren und immer etwas aufzeigen, von dem Sie möglicherweise profitieren können.

I. WIE TICKEN ÄRZTE?

Anleitung zum unglücklichen Patienten

Dies ist eine Darstellung für jene, die in diesem Buch ihrer Meinung nach zu viel Positives lesen werden. Es ist also für Menschen geschrieben, die danach streben, ein unglücklicher Patient zu werden. Sie werden sich wundern, aber davon gibt es relativ viele.

Eine der wichtigsten Voraussetzungen dafür, ein unglücklicher Patient zu werden, ist *Misstrauen*. Vertrauen Sie Ihrem Arzt keineswegs oder gehen Sie zumindest zu einem Arzt, der immer alles offenlässt und dessen Worte Sie nach jedem Besuch etwas unglücklicher zurücklassen. Denn Drohungen in Bezug auf alle möglichen Schäden, Komplikationen und das Versäumnis noch nicht durchgeführter Abklärungen können Ihnen helfen, endgültig das Vertrauen in Ihren Körper zu verlieren.

Misstrauen bestärkt Sie auch in dem, was Sie schon lange wissen: Ärzte haben primär ihren Profit im Auge und verschreiben Ihnen viel Gift für Ihren Körper, zum Wohle einer gesamten (Pharma)Industrie. Lesen Sie einfach häufig die Beipackzettel der Ihnen verschriebenen Medikamente – und das sehr ausführlich. Da bleibt kein Auge trocken, da verlieren Sie auch den Rest des Vertrauens in mögliche segensreiche Wirkungen. Wenn Sie jetzt noch das Medikament nehmen, bekommen Sie garantiert einige Nebenwirkungen. Womit der Beweis erbracht wäre. So funktioniert unser Hirn – eine sich selbst erfüllende Prophezeiung.

Glauben Sie nicht daran, dass sich alles wieder zum Guten wenden könnte, glauben Sie auch nicht an die moderne Medizin, denn sie hat uns ja nur unglücklich gemacht. Glauben Sie eher charismatischen Heilern, die Ihre vielen Beschwerden auf ganz einfache Ursachen zurückführen können.

Glauben Sie also jenen, die diese Fehlentwicklung der modernen Medizin erkannt haben, Ihnen von allen modernen Erkenntnissen abraten und die selbst das Vertrauen verloren haben. Glauben Sie aber auch nicht an bewährte Hausmittel, denn da könnte ja jeder kommen und heilen.

Dieses stete Misstrauen wird zwar Ihrer Heilung abträglich sein, aber es wird Ihnen letztendlich die Erfüllung Ihres innigen Wunsches bringen, ein unglücklicher Patient zu sein. Und Ihr beschwerliches Leben wird nicht so lange dauern.

Ein weiteres Verhalten klingt fast nach dem Gegenteil vom bisher Gesagten, führt aber auch ziemlich oft zu unglücklichen Patienten: Sie verlassen sich darauf, dass bei Ihrer Behandlung nichts vergessen wird. Dies ist vor allem in Krankenhäusern und großen Praxen wichtig. Hunderte Patienten, Hunderte Aufgaben, die ein Arzt zu erfüllen hat, Hunderte Patienten und Beschwerden, die eine Krankenschwester aushalten und über sich ergehen lassen muss; nehmen natürlich jede Chance, alles im Auge zu behalten. Aber das darf heutzutage nicht mehr sein.

Wenn Sie entdecken, dass Ihre Behandlung vielleicht nicht optimal läuft, dann nehmen Sie auf alle Fälle an, dass der Arzt schon alles im Blick hat. Wenn Sie das Gefühl haben, hier läuft etwas falsch, dann sagen Sie einfach nichts.

Durch dieses Verhalten werden Sie die Abläufe in einem Krankenhaus oder in einer Praxis nicht stören und Sie vermeiden die peinliche Möglichkeit, aufzudecken, dass doch etwas übersehen wird. Auf diese Art und Weise bleiben Sie etwas länger im Krankenhaus. Wichtiges wird zwar übersehen, aber Sie haben immerhin die Bestätigung erlangt, dass die Medizin ziemlich unvollkommen abläuft. Denn eines ist ja klar: Bei Tausenden von Patienten und bei vielen Aufgaben nebeneinander müssten es die im Gesundheitssystem tätigen Menschen dennoch schaffen, alles im Auge zu behalten. Wenn Sie das glauben, dann können Sie durchaus zuversichtlich ein unglücklicher Patient werden.

Das Motto muss also lauten: Niemals nachfragen, alles akzeptieren, nur nicht aufmucken, dann kommen Sie Ihrem Wunsch ziemlich nahe.

Ein weiterer Weg, der erfolgreich gegangen werden kann und sich an das eingangs erwähnte Misstrauen anschließt, ist, dass Sie den modernen Kommunikationsforen mehr glauben als Ihrem Arzt. Sie finden überall Internetforen mit Blogs zu verschiedenen Situationen. Gott sei Dank sind diese überwiegend negativ und sie bestärken Sie in Ihrer Ansicht, die Sie immer schon hatten: Ärzte sind grundsätzlich blind und schlampig, Augendiagnostiker und Harnschauer sind mindestens so verlässlich.

Weiters sollten Sie sich in unserer modernen Zeit merken: Maschinen – je größer, je unheimlicher, je digitaler und je neuer sie sind – können Sie heilen. Fordern Sie also immer auch eine Computertomografie, egal, was Ihnen an Missbefindlichkeit gerade heraufstößt. Damit erreichen Sie ein Ziel mit Sicherheit: Es wird fast immer etwas gefunden, das dann weiter abgeklärt werden muss. Auch wenn dabei einige Kollateralschäden und Ängste entstehen, haben Sie doch den letzten Stand der Technik ausgenützt, und wir leben schließlich in einer technisierten Welt. Auch die 2-prozentige Chance, durch zahlreiche dieser Untersuchungen vielleicht doch einen relevanten körperlichen Schaden zu erleiden, z. B. Krebs zu bekommen, haben Sie gewahrt.

Außerdem gilt eine wichtige Erkenntnis: Ihr in der Nähe liegendes Krankenhaus kann prinzipiell nicht gut sein. Auch wenn die dort tätigen Ärzte und Schwestern dieselbe Ausbildung und vielleicht sogar noch größere Erfahrung als in manchen Universitätskliniken haben. Allein die Tatsache der Nähe, und dass Sie einige persönlich kennen, kann nichts Gutes heißen. Außerdem hören Sie ja von einigen Bekannten über deren immer wiederkehrende Fehler und Unzulänglichkeiten. Auch wenn der einzelne Fall sich von drei verschiedenen Seiten immer wieder anders anhört, ein bisschen etwas muss schließlich dran sein.

Vertrauen Sie also niemals dem Propheten im eigenen Lande, auch wenn er anderswo besonders geschätzt wird. Denn wozu gibt es höhere Institutionen, auch wenn sie etwas unpersönlicher und gelegentlich sogar unerfahrener sind?

Und noch etwas: Glauben Sie nicht an seelischen Firlefanz. Dass der Mensch aus Körper, Geist und Seele besteht, ist ziemlicher Unsinn, auch wenn das zunehmend von einigen behauptet wird. Dass eine gequälte Seele ziemlich viel Unglück anrichten und ganz ähnliche Symptome wie schwerwiegende körperliche Erkrankungen verursachen kann, ist nur uncooles psychotherapeutisches Gelabber. Unsere Welt ist technisch dominiert und es gibt immer eine technische Lösung. Wir sind Materie und materialistisch eingestellt, also muss an der Materie etwas krank sein, wenn wir uns nicht wohlfühlen. Aus unserer Geschichte, unserer Entwicklung, unseren Erlebnissen und unserem ererbten Gut kann da nichts abzuleiten sein. Dass unser seelisches Netzwerk unter einer Welt leidet, in der sich vordergründig vieles erfüllen kann, der aber der Inhalt fehlt, ist schließlich nur Erkenntnis börsenfremder Weicheier und Sozialromantiker. Macht = Geld x Beziehungen – das macht glücklich und löst Probleme. Dass da einige auf der Strecke bleiben, ist der Lauf des Lebens – und das Leben ist halt ziemlich hart und ungerecht.

Sehen Sie Ihre Krankheit niemals als eine Chance. Ihre Krankheit ist in erster Linie ein Versagen der Medizin. Schließlich hätte sie in jedem Fall früher erkannt werden müssen, eigentlich schon bevor sie aufgetreten ist. Schließlich darf dies heute nicht mehr passieren, dass Menschen sterben müssen. Dass es trotzdem immer wieder passiert, ist eigentlich ein Skandal und zu einem (kleineren) Teil dem

Versagen der Politik und zu einem (größeren) Teil dem Versagen der Medizin geschuldet.

Bleiben Sie schließlich im Trend der Zeit und seien Sie versichert: Schulmedizin ist immer schlecht. Schulmedizin ist Cortison, Chemotherapie, Strahlentherapie, Pharmakotherapie ohne Ende und eigentlich Geschäftemacherei auf Kosten der Gesundheit. Glauben Sie es nicht, wenn behauptet wird, dass in den letzten 20 Jahren die Sterblichkeit an Herz-Kreislauf-Erkrankungen halbiert wurde, dass mindestens ein Drittel aller Krebserkrankungen heilbar wurde und dass ein weiteres Drittel aller Krebserkrankten relativ lange mit relativ guter Lebensqualität leben kann. Schließlich gibt es noch das dritte Drittel an Krebserkrankungen, das nicht beherrscht werden kann. Ein klares Versagen der Schulmedizin, eine klare Aufforderung, sich besser esoterischen statt wissenschaftlichen Lösungen zuzuwenden.

Eine weitere wichtige Erkenntnis sollten Sie nicht vergessen: Nur Koryphäen können Sie gut behandeln. Entweder solche, die in Hochglanzmagazinen schon bewiesen haben, welche Popularität sie genießen, oder zumindest jene, die einen Professorentitel tragen. Ein einfacher Arzt, ein einfacher Heiler kann Sie niemals auf den rechten Weg bringen. Koryphäen haben die Eigenschaft, entweder ein gutes Marketing zu haben oder immer mehr von immer weniger bis gar nichts zu wissen. Und das ist gefragt, sozusagen ein Hyperexperte von null.

Es gibt noch zahlreiche andere Möglichkeiten, ein unglücklicher Patient zu werden, und viele werden Sie (in einer weniger sarkastischen Darstellung) in diesem Buch wiederfinden. Es kann sein, dass Sie von den genannten Tipps einigermaßen verwirrt sind. Einige führen aber zweifellos dazu, dass Sie Ihr Krankheitsgefühl nie wieder loswerden, dass Sie Ihr Vertrauen nie wiederfinden und dass Sie das, was die Krankheit Ihnen eigentlich sagen will, nämlich Ihre Lebensumstände zu ändern, nicht befolgen müssen.

Na dann, viel Glück und Misstrauen!

Der richtige Umgang mit Ärzten

Ärzte sind nicht automatisch Kommunikationsgenies, genauso wenig wie Banker, Börsenmakler, Verkäufer, Friseure und andere ehrbare Berufe. Ärzte sind Menschen wie du und ich, die keine angeborene Fähigkeit zur Kommunikation haben, nur weil sie Medizin studiert haben. Gut, manche haben daran gearbeitet, weil sie wissen, wie wichtig ihre Worte für ihre Patienten sind. Andere haben das nie getan und werden das auch nie tun, weil sie glauben, dass ihre Aufgabe das möglichst exakte Beherrschen neuester medizinischer Erkenntnisse ist. Worte bewegen viel, und ich glaube, dass ein guter Arzt nicht jener ist, der alle modernen Erkenntnisse abrufbereit hat, sondern einer, der Situationen gut einschätzen, Menschen in ihren Regungen verstehen und Nutzen, aber auch Zerstörungskraft seiner Worte abschätzen kann. Doch von dieser Sorte gibt es nicht unglaublich viele. Sie sind entweder Naturtalente oder haben sich besonders bemüht, die seelische Komponente ihres Berufes zu studieren. Prinzipiell können Sie aber davon ausgehen, dass sich viele bemühte und gut ausgebildete Menschen in diesem Beruf finden, dass aber auch zu vielen Zeiten viele falsche Worte gewechselt werden. *Weil Ärzte aber genauso empfindlich gegenüber Worten sind, ist es wichtig, wie Sie mit ihnen umgehen, wenn Sie gut behandelt werden wollen.* Dazu gehört, dass Sie ihnen Vertrauen schenken, sie dies erkennen lassen und dass Sie auch verstehen, dass Ärzte unter Druck stehen, oft schwierige Persönlichkeiten sind und unter vielerlei Ängsten, vor allem jener, sie könnten etwas übersehen oder falsch machen, leiden. Aus diesem Grund ist es wichtig, diesen Menschen Verständnis entgegenzubringen und, was niemals schaden kann, auch manchmal ein Lob auszusprechen. Dies ist genauso wie in der Familie und am Arbeitsplatz selten geworden. Dennoch trägt es unglaublich zur Verbesserung des Klimas und wahrscheinlich zu einem besonderen Bemühen des Arztes und damit zu Ihrem Wohle bei. Ärzte sind genauso Menschen wie jeder andere, sie leben mehr von der Wertschätzung als von dem Geld, das Sie oder die Krankenkassa ihnen bezahlen.

Sie können und sollen Ärzten kritisch gegenübertreten, aber immer auch mit einer Portion Wertschätzung und Empathie. Offen dargelegtes Misstrauen, Aggression und versteckte Drohungen sind Verhaltensweisen, die das Behandlungsziel niemals erreichen lassen. Auch absolute Unterwürfigkeit ist fehl am Platz. Wie Sie vielleicht selbst schon erfahren haben, vergessen Ärzte manche Notwendigkeit, verlieren manchmal ihr Behandlungsziel aus den Augen und benötigen eine Korrektur durch den Patienten. Wenn dies freundlich und wertschätzend entgegengebracht wird, haben Sie gute Chancen, ein erfolgreicher Patient zu werden. Aggression, Misstrauen und Drohungen führen fast immer zu einer inneren Kündigung des Arzt-Patient-Verhältnisses durch den Arzt und sollten eigentlich dazu führen, dieses Verhältnis zu beenden. Denn dies sind die besten Voraussetzungen, niemals erfolgreich heilen zu können.

Die Arzttypen

In der Welt der Medizin tummeln sich illustre Gestalten. Bei den Ärzten gibt es verschiedene Typen, welche oft zwar nicht reinrassig, aber dennoch überwiegend so ausgeprägt vorhanden sein können.

Der Mediziningenieur

Der Mediziningenieur ist ein häufig anzutreffender Arzttyp und auch einer der Wichtigsten und Notwendigsten. Er ist so etwas wie ein Fachspezialist. Er beherrscht wichtige technische Fertigkeiten, die z. B. ein Chirurg für eine gelungene Operation besitzen muss. Er ist ein Eingriffspezialist, er kann Reparaturen, z. B. an den Herzkranzgefäßen oder an den großen Adern, im Magen-Darm-Bereich und an der Wirbelsäule – auch ohne größere Operationen vorzunehmen –, durchführen. Er hat meist in seinem Bereich ein breites Literaturwissen, hat für verschiedene Erkrankungen das aktuelle Therapieregime parat. Dieser Arzttyp ist in vielen Zentren anzutreffen und er gilt in der Welt der Medizin als der Wichtigste, eben ein Fachspezialist. Er ist in Situationen, die eine Reparatur benötigen, der ideale Arzt.

Für chronische Erkrankungen, andere langwierige Erkrankungen, wie es häufig Krebserkrankungen sind, für emotional belastende Erkrankungen und für psychosomatische Erkrankungen ist er allerdings kein idealer Vertreter. Patienten, die unter diesen Krankheiten leiden, werden diesen Arzttyp vielleicht vorübergehend benötigen, aber für die eigentliche Krankenführung den Patientenarzt brauchen.

Der Patientenarzt

Er hat den Überblick. Er weiß über den Patienten und seine Familie genauso viel wie über die Erkrankung, und er weiß insbesondere auch, was Erkrankungen für Menschen bedeuten können. Er weiß um die Macht der Worte und er kann Zuversicht verleihen. Er ist nicht notwendigerweise ein technischer Experte und weiß auch nicht alle Therapieregime auswendig. Er weiß aber vor allem, wann seine Kompetenz endet und wer zu konsultieren ist, wenn dies erforderlich ist.

Der Patientenarzt ist im besten Sinne ein Familienarzt und er ist im Idealfall Ihr Hausarzt. Er schmeißt nicht die Nerven weg, aber verzögert auch nicht unnötig und ist nicht beleidigt, wenn es medizinische Entwicklungen gibt, die über seine Kompetenz gehen. Er weiß allerdings, wie wichtig und notwendig seine menschliche Kompetenz ist.

Dieser Typ Arzt wird leider seltener. Zeitgemäße Ansichten von Ärzten über die sog. Work-Life-Balance und der gefühlte Wertschätzungs- und Vertrauensmangel kombiniert mit ungünstigen ökonomischen Voraussetzungen verhindern den (eigentlich notwendigen) steigenden Anteil dieses Arzttyps.

Der Wissenschaftler

Eine weitere Spezies, die sich vor allem an Universitätskliniken oder unter Chefärzten findet, ist der Wissenschaftler. Der Wissenschaftler ist ein forschender und hinterfragender Arzt. Er betreibt Studien, hält sich lange im Labor auf und ist ein Experte in Sachfragen, weil er das notwendige Literaturwissen dazu besitzt. Er ist begehrter Referent und Meinungsbildner. Bei schwierigen Fällen am Krankenbett, bei verzwickten Situationen, die tief in die Emotion eines Patienten oder einer Familie gehen, ist er allerdings meist überfordert. Er ist kein idealer Patientenarzt und er wird auch am Krankenbett nicht vordergründig benötigt. Manchmal aber ist sein Ratschlag, der auf Machbarkeit abgewogen werden muss, hilfreich. Der Wissenschaftler ist allerdings meist gleichzeitig ein berühmter Arzt und gilt als Koryphäe. In Ärzterankings liegt er meist ganz vorne, weil seine wissenschaftlichen Publikationen durchaus bedeutend sind und auch den Weg zur Anerkennung der Allgemeinheit gefunden haben. Zeitungen berichten häufig über ihn, Patienten glauben, dass er der ideale Arzt bei schwierigen Problemen ist. Doch dies ist meist ein Irrtum, denn Medizin ist keine (reine) Wissenschaft. Der Wissenschaftler ist dennoch wichtig und ist unabdingbar dafür, die Medizin voranzutreiben.

Der Mystiker

Er zeichnet sich dadurch aus, dass er wenige Kenntnisse über die modernen Strömungen der Medizin besitzt. Dafür hängt er häufig obskuren und alternativen Verfahren an. Er ist ein Impfgegner und verschreibt (zumindest nach außen hin kommuniziert) niemals Cortison. Er ist überzeugt von seinen zahlreichen Erfolgen, hinterfragt seine Theorien kaum und lebt fern der Wissenschaft. Er veröffentlicht manchmal Schriften mit gewagten Theorien und vertritt meist die Verschwörungstheorie der Schulmedizin gegen ihn und andere „Ganzheits- und Naturmediziner". Unter seinesgleichen finden sich viele Geschäftemacher, aber auch überzeugte Heilsbringer. Der Mystiker verfügt über eine bestimmte, häufig fanatisierte Klientel von Patienten, die wie Pech und Schwefel zu ihm halten. Er ist nicht vermeidbar, und wenn es ihn nicht gäbe, müsste man ihn erfinden, denn manche Menschen würden ohne ihn nicht glücklich werden. Auch wenn sie dabei manchmal ihr Leben etwas verkürzen. Sie sterben sozusagen „natürlich behandelt" etwas früher.

Der selbst ernannte Arzt

Er ist eine Art Arzt, die es zu allen Zeiten gab und die in unserer Zeit ihre besonderen Blüten treibt. Er hat eigentlich kein Medizinstudium abgeschlossen, hat aber entdeckt, dass Gesundheit und Medizin Nummer-eins-Themen sind, über die es sich trefflich schreiben und vortragen lässt. Im Laufe der Zeit eignet er sich eine gewisse Expertise an, die ihn tatsächlich in die Lage versetzt, manche Ratschläge zu geben. Er ist in der Bevölkerung und bei Medien oft besonders beliebt, weil er es versteht, einen natürlichen Zugang zur Gesundheit zu vermitteln. Er schreibt auch gerne Bücher und verfügt bald über eine beträchtliche Fangemeinde. Er kann in einigen Fällen tatsächlich zur Gesundheit beitragen und ist daher nicht generell abzulehnen. In diesem Umfeld finden sich allerdings sehr viele, die erst dann zu Heilsbringern für andere werden, nachdem sie selbst an sich erfahren haben, welche Defizite Menschen haben können. Wenn sie dann erfahren haben, dass ihnen die eine oder andere Methode geholfen hat, so glauben sie, diese der gesamten Welt als ultimative Heilslehre nahebringen zu müssen.

In diesem Bereich tummeln sich viele Lebensberater, Heilmasseure, Energetiker, Heilpraktiker, Seher und Harnschauer. In Österreich wird ihnen meist der Professorentitel verliehen. Manche mögen ein besonderes Charisma und auch ein besonderes Gespür für Erkrankungen haben. Andere wiederum sind verblendet durch die von ihnen häufig ausgehende Placebowirkung (vieles wird mit oder ohne ihr Zutun von selbst gut). Letztere mag keine schlechte Wirkung sein, dadurch lässt sich allerdings nicht jede Erkrankung behandeln. Das Problem bei dieser „Ärztegruppe" ist, dass vielen eine solide Grundlage in der immer komplexer werdenden Medizinausbildung fehlt. Diese Spezies von Arzt ist normalerweise kein Problem, solange sie die eigenen Grenzen erkennt und immer auch neben ihrer Tätigkeit eine seriöse medizinische Abklärung und Therapie durch kompetente Mediziner für notwendig hält.

Was ist nun die ideale Kombination?

Sie sollten sehen, dass sie bei ihren Problemen vor allem den Mediziningenieur und den Patientenarzt entweder in Personalunion, was selten ist, oder nebeneinander konsultieren. Damit sind sie wahrscheinlich gut beraten. Die Qualität des Ersteren lässt sich durch Nachfragen überprüfen, die Qualität des Patientenarztes werden Sie selber relativ rasch erkennen.

Berühmter Doc heilt Promis.
Eine unsichere Geschichte

Unsere mediengeprägte Welt macht es möglich: fantastische Heilungen an fantastischen Patienten von fantastischen Ärzten. Da ist der Sportarzt, der seinen Fußballer, seinen Eishockeyspieler oder Golfer in kürzester Zeit mit einer unglaublichen Verletzung so weit „hingebracht" hat, dass er kurz darauf durch die fantastische Therapie Weltmeister wird oder zumindest seinen Sport wieder erfolgreich ausüben kann. Nicht selten verwenden diese berühmten

Heiler Behandlungsmethoden und Wirkstoffe, die wenig untersucht wurden oder oft nicht eindeutige Ergebnisse gebracht haben. Wieder einmal hat die *New York Times* einigen dieser Methoden auf den Zahn gefühlt.

Eine häufig durchgeführte Operation in der Sportmedizin ist jene der Knochenglättung im Hüftgelenk bei einem sog. *Impingement,* einer Form von Hüftgelenksleiden. Diese Veränderung an einem Hüftgelenk kann zur Bildung einer Hüftgelenksarthrose führen. In jedem Fall verursacht die Reibung des Oberschenkelkopfes in der Gelenkspfanne häufige Schmerzen in der Sportlerhüfte. Der Eingriff der Knorpelglättung ist logisch, denn er beseitigt Unebenheiten am Knorpel, sodass es wieder zu einer freien Bewegung kommen kann. Die Daten für diese häufig angewandte Operation sind äußerst dürftig. So wird Harry Rubash von der *Harvard Medical School* zitiert: „Niemand weiß sicher, dass die Operation wirklich dem Patienten hilft." Neuere Untersuchungen zeigen nun, dass die prophylaktische Wirkung der Operation äußerst fraglich ist.

Sportler und Promis sind besonders anfällig für obskure Heilversprechen. Auch im Kniegelenk gibt es ähnliche (fragliche) Entwicklungen, wo auch von Experten bis zu 50 % der Kniespiegelungen als unnötig erachtet werden.

So würden sich zahlreiche Therapien aufzählen lassen, die unter dem Motto „Berühmter Sportler wird von berühmtem Doktor mit ungeprüfter Therapie erfolgreich behandelt" zusammenfassen ließen. Viele der genannten Methoden kommen im besten Falle nicht über den Placebo-Effekt hinaus. Ob sie dem berühmten Idol nicht auch manchmal schaden können, werden wir oft erst Jahre später erfahren – oder gar nicht.

Tipp: Sollten Sie selbst prominent sein, oder sich zumindest so fühlen, verlassen Sie sich lieber auf seriöse Untersuchungen als auf aktuelle Hypes beim Promiarzt.

Nochmals: Promi, privat, privilegiert?

Die Bekannten und Betuchten dieser Welt, so meint man, sind auch in der Welt der Medizin privilegiert. Dass diese Privilegien ihre Grenzen haben, möchte ich im Folgenden zeigen. Diese Prominenten und Betuchten haben häufig rasch Zugang zu den berühmtesten Ärzten, sie kennen keine Wartelisten und können sich die meisten Technologien und Wunderdoktoren leisten. Man würde meinen, sie sind besonders gut versorgt. Gar nicht so selten ist jedoch sogar das Gegenteil der Fall. Prominente unterliegen einem hohen Risiko, unnötig, unangemessen und falsch behandelt zu werden. Diese Mischung aus übertriebener und unterlassener Diagnostik und Therapie zieht sich wie ein roter Faden durch prominente und private Krankengeschichten. Auch wenn es darüber kaum medizinische Forschung gibt, so lehren einige prominente Krankengeschichten und persönliche Erfahrung, dass dies der Wahrheit ziemlich nahekommt.

Der Schweizer Intensivmediziner Adrian Frutiger hat einige anekdotische Krankengeschichten historischer Persönlichkeiten erläutert und ist auf interessante Details gestoßen, die in Folge beispielhaft vorgestellt werden.

George Washington, der erste Präsident der Vereinigten Staaten, verspürt am Freitag, dem 13. Dezember 1799 starke Halsschmerzen, hohes Fieber und ein beklemmend pfeifendes Einatmen, das ihm nahezu die Luft raubt. Wie damals üblich, lässt man den prominenten Patienten zur Ader, um das böse Blut, das seine Entzündung verursacht, zu entfernen. Dies hilft bei seiner Erkrankung genauso wenig, wie es jenen Hunderttausenden Menschen, die von Ärzten in den dunkelsten Jahren der Medizin über Jahrhunderte hinweg so behandelt wurden, geholfen hat. Man greift zu pflanzlicher Arznei, einer seltsamen Mischung aus Butter, Essig und Melasse, und provoziert dadurch lediglich Übelkeit und Würgen, was die Atemnot noch verstärkt. Unter den zu Hilfe gerufenen Ärzten ist auch ein an Jahren junger englischer Kollege mit dem Namen Dr. Dick. Er erkennt die Situation am besten und empfiehlt aufgrund der vermutlich durch eine entzündliche Schwellung des Kehlkopfes bedingten Atemnot einen Luftröhrenschnitt. Er ringt verzweifelt darum, diesen auch durchführen zu dürfen. Aus welchem Grund die lokalen Koryphäen diesen lebensrettenden Eingriff verworfen haben, bleibt bis heute unklar. Er hätte die einzige Chance des Präsidenten bedeutet, der am Samstag, dem 14. Dezember 1799, um 22.00 Uhr, erstickt ist. Doch die eigentliche Todesursache von General George Washington war die Verweigerung einer lebensrettenden Maßnahme, die man bei einem einfacheren Menschen zweifellos gewagt hätte.

Ein gekröntes Haupt ist vielen Menschen auch heute noch in Erinnerung: *Schah Reza Pahlavi* war der königliche Herrscher des nunmehrigen Gottesstaates Iran. Obwohl ihm die USA das Asyl verweigern, entspricht Präsident Jimmy Carter im Juli 1980 seinem Wunsch, einen Routineeingriff an den Gallenwegen von einem bekannten New Yorker Chirurgen durchführen zu lassen. Bei der relativ einfachen Operation leckt die vorübergehend notwendige Gallengangdrainage und verursacht eine schwere gallige Bauchfellentzündung. Aus medizinischer Sicht wäre eine rasche Sanierung des Lecks im Bauchraum notwendig gewesen. Die US-Regierung besteht aus Angst vor politischen Komplikationen jedoch darauf, dass der prominente Patient die USA auf kürzestem Wege verlässt. Auch der prominente Chirurg kann sich dagegen nicht durchsetzen. Offiziell wird verlautbart, dass der Schah an unheilbarem Krebs erkrankt sei. So muss er im Spital der ägyptischen Flotte operiert werden, wo man einen übersehenen Gallenwegsstein findet und diesen entfernt. Leider hat sich mittlerweile schon eine schwere Bauchspeicheldrüsenentzündung entwickelt, die trotz aller Maßnahmen am 27. Juli 1980 zum Tode durch ein infektiöses Mehrfachorganversagen führt. Anzeichen für einen Krebs hat man in Ägypten nie gefunden. Die offizielle Todesursache lautete jedoch fortgeschrittener Lymphdrüsenkrebs.

Andy Warhol, der König der Pop Art, will im Februar 1987 ebenfalls nur eine Gallenoperation durchführen lassen. Er begibt sich unter dem Pseudonym Bob Robert in ein prominentes Krankenhaus, weil er seine Anonymität möglichst wahren will und außerdem panische Angst vor Ärzten hat. Nach der vorerst komplikationslosen Operation wird er nicht wie üblich in einen Aufwachraum, sondern in eine Privatsuite mit einer zwar hübschen, aber weniger gut ausgebildeten Privatschwester transferiert. Sie unterhält sich sehr nett mit Warhol und verlässt ihn in gutem Allgemeinzustand. Sie dürfte sich dann allerdings mehrere Stunden nicht um den prominenten Patienten gekümmert haben, jedenfalls wird der Künstler um 6 Uhr Früh ohne Puls und mit blauer Gesichtsfarbe vorgefunden. Es wird Herzalarm ausgelöst. Ein kundiger Notfallarzt, der dem Patienten einen Beatmungstubus zur Wiederherstellung seiner Lebensfunktionen in die Luftröhre einbringen könnte, ist nicht verfügbar. Als endlich aus dem Nachbarspital ein fähiger Arzt eintrifft, ist die Kultfigur bereits Geschichte. Die offizielle Todesursache lautete Herzrhythmusstörungen, in Wirklichkeit hat sich aber der Faden jenes Blutgefäßes gelöst, das bei einer Gallenblasenoperation abgebunden wird. Warhol war bei einer einfachen Operation unbemerkt (weil nicht routinemäßig überwacht) innerlich verblutet.

Das waren einige dramatische Beispiele prominenter Patienten mit schlechter oder unterlassener Behandlung. Auch Ärzte haben als Patienten nach meiner langjährigen Erfahrung und übereinstimmend mit den Aussagen vieler Kollegen aus vermutlich ebendiesen Gründen bei Erkrankungen eine geringere Erfolgsrate. Sie erleiden mehr Komplikationen, obwohl sie eigentlich besonders sicher sein sollten. Auch normale Patienten sind manchmal gefährdet, überdiagnostiziert, übertherapiert und eventuell überoperiert zu werden. Die Gründe dafür liegen in unserem System der Abgeltung von Einzelleistungen, es gibt also eine marktwirtschaftliche Ursache. Wenn ein medizinisches Problem auf mehrere Weisen lösbar ist, wird man sich für die lukrativere entscheiden, was meist die Operation ist. Überoperationen kommen kaum in der Unfall- und Allgemeinchirurgie vor. Anfällig dafür sind vor allem Rückenoperationen (viele neue Operationsmethoden, über die noch kaum Langzeitergebnisse bestehen, die aber dennoch heftig beworben werden), das Einsetzen von Gelenksprothesen und sportmedizinische Operationen. Diese Operationen sind nicht grundsätzlich falsch oder unverantwortbar, dennoch oft vermeidbar, wenn man nach Alternativen fragt. Gerade bei prominenteren Patienten fühlt sich also der Arzt besonders unter Druck, nichts übersehen zu dürfen. Es wird hier häufig eine über das Notwendige hinausgehende Diagnostik inszeniert, die nicht immer nützlich ist. Zu intensive Diagnostik verursacht viele Befunde, die weiter abgeklärt werden müssen und die oft nicht ganz ungefährliche Folgeuntersuchungen verursachen. Dieses Thema kennen wir auch bei zu intensiver Vorsorge.

Bei schiefgegangenen prominenten Fällen ist zusammenfassend oft Folgendes passiert: Gut etablierte und standardisierte Regeln für Behandlungspfade wurden nicht eingehalten oder verlassen, was zu einer höheren Komplikationsrate führt. Mehr ist nicht immer besser!

Der Privatpatient, ein unnützes Wesen?

Etwas mehr als 10 % der Patienten gönnen sich den Privatpatientenstatus. Sie bezahlen dafür einen beträchtlichen monatlichen Beitrag an ihre Privatversicherung. Dafür bekommen sie im Krankenhaus ein Einzel- oder Doppelzimmer mit Wahlmenü und eine intensivere Betreuung durch den Chefarzt oder seinen Vertreter. Auch ist die Wartezeit auf Untersuchungstermine oder Wahloperationen (meist durch Privatspitäler) manchmal kürzer. In der Wahlarztpraxis wird Ihnen mehr Zeit gewidmet.

Das alles sind kleine Vorteile, die das Leben zwar nicht verlängern, aber durchaus angenehmer machen können. Privatpatienten erhalten aber keine besseren Medikamente, keine neueren Herzschrittmacher oder länger haltbare Hüftgelenke. In Notfallsituationen werden sie wie alle anderen behandelt.

Selten gibt es auch Nachteile für Privatpatienten: Sie bekommen eher Wahloperationen angeboten, die sie (noch) nicht unbedingt brauchen, oder werden eher überdiagnostiziert. Dagegen kann man sich wappnen, wenn man ärztliche Ratschläge genauer hinterfragt. Privatpatienten unterstützen unbewusst den Normalklassepatienten, indem sie das Krankenhausdefizit mindern (was zu besserer Personal- und Geräteausstattung führt) und den Spitälern höhere Gehälter für Chefärzte ersparen (deren Grundgehalt oft gar nicht sehr hoch ist). Diese Gehälter werden daher zu einem guten Teil von Privatversicherungen bezahlt und belasten somit kaum die Öffentlichkeit. Dadurch sind auch hoch qualifizierte Chefärzte bereit, in allgemeinen öffentlichen Krankenhäusern zu arbeiten, und meist immun gegen Abwerbungen von (besser bezahlenden) Privatspitälern und dem Ausland. Privatversicherungen zahlen den Spitälern nicht nur die bessere Hotelkomponente, sondern zunehmend höhere Beträge aus dem ursprünglichen Ärztehonorar (welches wiederum unter allen Ärzten aufgeteilt wird). Privatpatienten sind nicht unbedingt nötig, sind aber eine Win-win-Situation für Gesundheitssystem und alle Patienten. Deswegen werden sie auch (trotz fallweise aktiver Neidgenossenschaft und Zweiklassendebatten) nicht abgeschafft.

Sechs Gründe dafür, Ihren Arzt zu wechseln

Sie sollten Ihren Arzt nicht leichtfertig wechseln, denn Sie können im Allgemeinen davon ausgehen, dass ihm an Ihrer Gesundheit etwas liegt. Ärzte sind aber Menschen wie du und ich. Ärzte müssen von ihrem Beruf leben und Ärzte wollen – genau wie Sie – sogar gut von ihrem Beruf leben. Viele haben ein hohes Ethos, manche ein sehr niedriges. Viele (das ist deutlich die Mehrzahl) können ihren Beruf gut und dienend leben, einige sind dafür aber völlig ungeeignet. Es gibt also einige mögliche Aspekte, die Sie ernsthaft über einen Wechsel nachdenken lassen sollten.

Nach einem Arztbesuch fühlen Sie sich schlechter als zuvor.

Aufgabe eines guten Arztes ist es, einen Patienten zu beraten, zu begleiten und Optimismus und Geborgenheit zu vermitteln. Wenn dies Ihrem Arzt kaum gelingt, wenn seine Kommunikation Angst, Pessimismus und Verzweiflung verbreitet, dann sind Sie beim Falschen gelandet. Es wird Zeit, sich abzuwenden.

Sie haben kein Vertrauen zu Ihrem Arzt.

Vertrauen ist die wesentlichste Grundlage einer Arzt-Patienten-Beziehung. Vertrauen ist wesentlicher Bestandteil einer Heilung, es ist wesentlicher, als es das beste Medikament und jeder chirurgische Eingriff sein können. Mögliche Kompetenz des Arztes kann Vertrauen nicht ersetzen. Aber Sie können Ihren Arzt ersetzen.

Ihr Arzt ist ständig unvorbereitet.

Wenn Sie auch beim dritten Arztbesuch noch das Gefühl haben, dass das, was Sie Ihrem Arzt erzählt haben, noch immer nicht angekommen ist, dass er Ihre Beschwerden nicht überdacht hat, dass er nicht einmal Ihren Namen kennt, dann ist es Zeit, darüber nachzudenken, ob es nicht andere Möglichkeiten gibt.

Ärzte mögen nicht immer gut aufgelegt sein, machen Fehler und können manches vergessen. Aber der Patient muss dem Arzt dennoch so viel Wert sein, dass er sich mit seiner Beschwerdesituation auseinandersetzt.

Wenn dies nicht möglich ist, ist Ihr Arzt überlastet. Geben Sie ihm also die Chance, weniger Patienten zu haben und sich um die, die er hat, bemühen zu können. Sie geben ihm auch die Chance, über sein Tun nachzudenken, wenn Sie ihm die Gefolgschaft aufkündigen. Er muss deswegen kein schlechter Arzt sein, aber er kann dabei sein, ein solcher zu werden. Das sollten Sie nicht zulassen.

*Ihr Arzt ist so sehr von sich überzeugt, dass er die meisten
Kollegen für Pfuscher und die modernen Erkenntnisse
der Medizin für völligen Unsinn hält.*

Dies ist eine gefährliche Situation. Ihr Arzt ist auf dem Weg zum oder ist bereits im intoleranten Sektierertum gelandet. Er nimmt die Welt um sich und die Entwicklung der Medizin nicht mehr wahr und wird Ihnen viele Chancen, gesund zu werden oder Linderung zu bekommen, mit charismatischen und eindrucksvollen Worten verweigern. Er respektiert keine Experten, weiß alles besser und ist vermutlich der Einzige auf der Welt, der den Überblick über die Medizin gewonnen hat. Einen solchen Arzt haben Sie nicht verdient, er ist nebenbei meist auch unbezahl- und daher verzichtbar. Oder Sie bezahlen mit Ihrem Leben.

*Sie erhalten die Honorarnote Ihres Arztes schneller,
als Sie gesund werden können.*

Es scheint offensichtlich, dass Sie sich in der Tür geirrt haben. Sie haben sich in das Büro eines Umsatzoptimierers verirrt. Ursprünglich wollte er Börsenmakler werden, hat aber den Wunsch seiner Eltern nach einem prestigeträchtigeren Job erfüllt und ist im Wesentlichen von seinen Kontobewegungen fasziniert. In der Regel ist dieser Schlag Mediziner meist zusätzlich angewidert von seinen (inkompetenten) Kollegen, die nicht annähernd das (merkantile) Koryphäentum aufweisen wie er. Bezahlen Sie – ein letztes Mal.

*Ihr Arzt beantwortet weder Ihre Fragen
noch teilt er Ihre Sorgen.*

Gute Mediziner lassen kritische Fragen zu, hinterfragen häufig ihr Tun und akzeptieren andere Sichtweisen. Niemand weiß alles, niemand ist für alles Spezialist. Ihre Sorgen sind keine Zeitverschwendung, Ihr Aufenthalt bei einem solchen Arzt schon.

Fazit: Zum Umgang mit Ärzten

■ Vertrauen und Zuneigung sind die wichtigsten Voraussetzungen für eine Arzt-Patienten-Beziehung. Wenn diese – aus verschiedensten Gründen – fehlen, geben Sie einem anderen Arzt eine Chance.

■ Verlangen Sie nie von Ihrem Arzt, bewährte Diagnose- und Behandlungspfade zu verlassen und üben Sie keinen Druck aus, damit möglichst rasch Zusätzliches geschieht.

■ Der angeblich berühmteste Arzt ist nicht immer der beste für Sie.

■ Die empfohlene Koryphäe oder der Chefarzt ist oft gut und erfahren, aber für Ihre Probleme möglicherweise nicht immer ideal. Reden Sie offen darüber! (Wer ist der Beste für mein Problem?)

■ Die Betonung Ihrer Wichtigkeit oder Prominenz führt höchstens zu Überreaktionen, die Ihre Chancen nicht verbessern.

■ Ärzterankings in verschiedenen Zeitschriften sagen wenig über die Qualität, höchstens etwas über wissenschaftliche Leistungen und gute Marketingstrategien. Dennoch finden sich auch gute Ärzte in Ärzterankings.

■ Auch Ärzte freuen sich über Lob, hassen Misstrauen und Feindseligkeit. Letztere ist die beste Voraussetzung für eine erfolglose Behandlung.

II. VORSEHUNG, VORSORGE, AUSWÜCHSE UND IRRWEGE

Vorsehung, Schicksal oder Zufall. Gibt es Schutzengel?

Immer wieder begegne ich Menschen, die ihr Schicksal in Gottes Hände legen. Dies ist vielleicht eine verständliche und in vielen Fällen auch vernünftige Einstellung, aber nur dann, wenn man an seiner Situation wirklich nichts ändern kann. Sehen Sie sich zwei Fälle an, die in einer Familie passiert sind.

Nikola ist ein 17-jähriges Mädchen. Sie besucht eine höhere Schule, ist ein musisch begabtes Kind und sehr sportlich. Eines Tages wird ihr bei einer Theaterprobe ihrer Schule plötzlich übel und schwindlig. Sie stürzt zu Boden, verliert rasch ihr Bewusstsein, ändert ihre Hautfarbe, zuerst blass, dann etwas bläulich. Alle sind bestürzt. Es wird der Versuch gestartet, Erste Hilfe zu leisten, Verzweiflung macht sich breit. Doch welches Glück: Nikola beginnt sich zu erholen, sie bewegt ihre Gliedmaßen wieder, öffnet ihre Augen und sieht sich zahlreichen angsterfüllten Menschen gegenüber. Jemand spricht darüber, man möge sie ins Krankenhaus bringen, was sie selbst aber ablehnt. Es geht ihr besser, sie kann sich nach wenigen Minuten problemlos aufrichten und fühlt sich, als ob nichts geschehen wäre. Als dies ihren Eltern berichtet wird, sind diese tief betroffen. Nicht, weil ihre Tochter kollabiert ist, sondern weil sie noch die schrecklichen Ereignisse vor fünf Jahren in Erinnerung haben, als ihre ältere Tochter plötzlich verstorben ist. Sind es Anzeichen derselben Erkrankung, die niemals festgestellt werden konnte? Ihre Eltern bringen Nikola zu einem Arzt, der ob der Vorgeschichte ihrer Schwester ein mögliches Herzleiden vermutet und sie zu einem Spezialisten überweist. Dieser ist ein bekannter Mann, der viel über Herzrhythmusstörungen weiß und eine richtige Koryphäe auf diesem Gebiet ist. Er untersucht Nikola und findet nichts. Die Ultraschalluntersuchung des Herzens ist normal, das EKG unauffällig, die Blutwerte sind die eines 17-jährigen gesunden Mädchens. Doch der erfahrene Kardiologe entschließt sich, dem Kind ein kleines Gerät unter die Haut zu pflanzen, das dauerhaft den Herzrhythmus überwacht. Viele Monate rührt sich nichts und plötzlich wieder ein Kollaps, der nur sehr kurz dauert. Auf diesen Moment hat ihr Arzt gewartet. Er untersucht das aufgezeichnete EKG und findet eine schwerwiegende Herzrhythmusstörung, eine sog. Kammertachykardie, eine lebensbedrohliche Situation. Bei der nachfolgenden Analyse ergibt sich ein sog. Long-QT-Syndrom, also eine angeborene Störung der Mineralkanäle der Herzmuskelzelle, die nur in seltenen Fällen wirksam wird. Immer dann, wenn Aufregung oder Freude eine erhöhte Adrenalinausschüttung bewirken, kommt es plötzlich zu einem Chaos im Herzrhythmus. Die moderne Medizin macht es möglich, die Auswirkungen dieser Erkrankung abzufangen. Nikola erhält einen Defibrillator eingebaut, weil die Krankheit selbst nicht geheilt werden kann. Mittlerweile ist dieser Defibrillator schon einige Male tätig geworden und hat ihr immer wieder das Leben gerettet. Die Wahrscheinlichkeit, dass Nikola noch leben würde, ist sehr gering, wäre sie nicht unter so glücklichen Umständen betreut worden.

Was soll Ihnen dieser Bericht einer tatsächlichen Gegebenheit zeigen? Er soll Ihnen sagen, dass nicht alles Schicksal ist, sondern dass es in der Medizin moderne Möglichkeiten gibt, Schicksale zu besiegen. Vielleicht braucht es dazu günstige Fügungen. Aber es braucht auf alle Fälle auch moderne Erkenntnisse, die umgesetzt werden. Die Erkenntnis daraus: Nicht alles ist Schicksal, der Mensch kann sehr wohl seinem Schicksal ein Schnippchen schlagen. Also verlassen Sie sich nicht darauf, dass ohnehin alles vorherbestimmt ist. Oder ist es Vorbestimmung, wenn ein Mensch nach 30 Jahren täglichen Rauchens von 30 Zigaretten einen Lungenkrebs erleidet? Brauchen wir dennoch Schutzengel? Ich kann es nicht beweisen, aber mein Bauch sagt mir: ziemlich sicher! Und der Bauch ist oft das bessere Hirn. Vielleicht sind unsere Schutzengel etwas anders als in unserer kindlichen Vorstellung. Aber wir können sie motivieren. Wie? Da gibt es viele Wege. Das Leben wird sie Ihnen immer wieder zeigen. Sie müssen nur bereit sein, es zuzulassen, hinzusehen oder einfach hinzuhören. Sie können das natürlich auch als Hirngespinst eines alternden Medizinprofessors abtun, nur verabsäumen Sie dabei, Ihr Schicksal zum Positiven zu ändern …

Glück gehabt?

Er ist ein Mann in den besten Jahren. Seit fast drei Jahrzehnten praktischer Arzt mit viel Engagement für seine Patienten. Er selbst hat sich gesundheitlich wenig geschont. Seinen Bluthochdruck hat er wohl etwas behandelt, aber lange nicht mit demselben Nachdruck wie den seiner Patienten. Er hat sich zur Entspannung die eine oder andere Zigarette und abends ein Glas Wein gegönnt. Sein Vater starb nicht allzu alt an einem geplatzten Aneurysma, also einer Ausweitung der Bauchschlagader. Wirkliche Beschwerden hat der Arzt selbst bisher kaum verspürt. Sicher, die Luft ist bei größeren körperlichen Anstrengungen etwas knapper, aber das ist wohl auf das moderate Übergewicht zurückzuführen. Möglicherweise sind auch die Zigaretten ein wenig daran schuld.
Es soll ein schöner Abend werden. Er sitzt im Kreis seiner Freunde am Stammtisch und lässt den Tag und die Woche Revue passieren. Plötzlich verspürt er einen heftigen reißenden Schmerz in seinem Brustkorb, er wird blass, kaltschweißig und Übelkeit befällt ihn. Dies ist für seine Kollegen, teilweise ebenfalls Ärzte, keine Bagatelle. Sie zögern nicht lange, ihn in das nahe Krankenhaus einliefern zu las-

sen. Dort wird zunächst ein EKG geschrieben und die Herzstrom-kurve zeigt keine wesentlichen Veränderungen. Der Blutdruck, der anfänglich ziemlich abgefallen ist, lässt sich mit einer Infusion gut stabilisieren. Doch noch immer verspürt er ein wundes Gefühl im Brustkorb und Übelkeit. Der erfahrene diensthabende Oberarzt un-tersucht seinen Kollegen und informiert den zu später Stunde noch anwesenden Abteilungsleiter. Der Chefarzt, der im Leben zahlreiche Notfälle gesehen hat, nimmt ruhig den Ultraschallkopf in die Hand, hält ihn über das Herz und erkennt in wenigen Augenblicken das Problem. Es ist ein Wettlauf mit der Zeit. Er weiß aber auch, dass es keinen Sinn macht, Patienten in Schrecken zu versetzen, sondern dass ein Zeitplan zu befolgen ist. Der Chefarzt erklärt nun seinem Kollegen, dass es zu einem Einriss in der Hauptschlagader gekom-men ist, die unmittelbar vom Herzen weggeht. Die Herzklappe sei nicht betroffen und zur exakten Feststellung der Ausdehnung eine Computertomografie nötig. Der Chefarzt weiß, dass sich die Sterb-lichkeit in jeder Stunde, die verstreicht, um 5 % erhöht. Er weiß aber auch, dass das tödliche Ereignis bereits in einer Stunde Wirklichkeit sein kann. Das Ziel ist, den Patienten unmittelbar einer lebensret-tenden Operation zuzuführen, bei der die Hauptschlagader durch ein künstliches Teil ersetzt werden muss. Die unmittelbare Bedro-hung liegt darin, dass die angerissene Hauptschlagader jederzeit in den Herzbeutel hineinreißen kann, was das sofortige Ende des Patienten bedeuten würde. Nach der Computertomografie wird der Transport in das 200 km entfernt liegende Herzzentrum orga-nisiert. Der Anruf beim diensthabenden Herzchirurgen hat dort wenig Freude verbreitet, weil mitten in der Nacht eine schwerwie-gende Operation mit allem Aufwand organisiert und durchgeführt werden muss. Der etwas jüngere Herzchirurg versucht, Zeit zu ge-winnen und den Zuweiser zu überzeugen, dass die Operation auch etwas später erfolgen könne. Dies sei doch möglich, weil insgesamt stabile Verhältnisse vorlägen. Doch er hat nicht mit der Vehemenz und der Erfahrung des Chefarztes gerechnet. Dieser verlangt sofort seinen Chef, von dem er weiß, dass er eine Kapazität bei diesen chir-urgischen Eingriffen ist. Als der junge Oberarzt etwas zögert, seinen

Chef in der Nacht aufzuwecken, wird der Chefarzt am anderen Ende der Leitung heftig, worauf sich jede weitere Diskussion erübrigt. In 15 Minuten hat er den leitenden Herzchirurgen an der Leitung und es gibt keine Zweifel an der Notwendigkeit der Maßnahmen. Der Patient hat Glück. Noch in der Nacht wird in einer mehrstündigen Operation die Hauptschlagader ersetzt, das Leben des Arztkollegen gerettet. Der ist mittlerweile in seine Ordination zurückgekehrt, wo er seine eigenen Risikofaktoren für Arteriosklerose nun ernster bekämpft, als er das zuvor getan hat.

Warum diese Geschichte? Sie zeigt, dass es beim Verlauf schwerwiegender Erkrankungen darauf ankommt, dass zur richtigen Zeit die richtigen Menschen das Wesentliche erkennen und auch ein entsprechendes System zur Verfügung steht. Wie viele Länder der Welt, glauben Sie, können dieses zur Verfügung stellen? Hier sind die Chancen in höher entwickelten Medizinsystemen deutlich besser. Man kann dies als Schicksal bezeichnen, als Glück oder als Vorsehung, wobei ich an Letzteres weniger glauben würde.

Der Kämpfer stirbt zu früh

Er war ein Mann mit 70 Jahren, der ein intensives Leben gelebt hatte. Kaum 16-jährig wurde er an die jugoslawische Front des unglückseligen Zweiten Weltkrieges beordert, wo nur wenige aus seiner Kompanie überlebten. Jahrelang hatte ihn das Trauma dieses Krieges beschäftigt und er konnte es wohl nie überwinden. Dennoch hatte er nach dem Krieg erfolgreich zwei Gastronomiebetriebe, ein Taxiunternehmen und eine Fleischhauerei aufgebaut und er war passionierter Jäger mit Witz, Charme und Humor. Auch wenn das Geld knapp war, ließ er seinen sechs Kindern eine kostspielige höhere Schulbildung zukommen. Sein im Krieg angeeignetes Rauchverhalten konnte er erst einstellen, als sein Sohn, ein Arzt, bei einer Lungenspiegelung einen Lungenkrebs entdeckt hatte. Nur selten ist es möglich, dass diese Diagnose frühzeitig gestellt wird und operiert werden kann. Doch er überstand die schwere Operation ohne Probleme, obwohl seine Gefäße durch das lange Rauchen und die hohen Cholesterinwerte schwer angegriffen waren.

Bei der Untersuchung für die Operation hatte sein Sohn außerdem eine Ausweitung der Bauchschlagader, ein sog. Aneurysma, entdeckt, welches für eine Operation noch zu klein, aber dennoch zu beobachten war. Dies wurde jährlich mittels Ultraschall und Computertomografie bewerkstelligt, bis schließlich der Zeitpunkt kam, wo die Ausweitung ein gefährliches Maß annahm. Nun war der Zeitpunkt gekommen, dem Vater zur Operation zu raten. Doch dieser sah seinen Sohn nur an und sagte, dass er für eine Operation nicht mehr zur Verfügung stünde und sein Schicksal jemand anderem in die Hand legen wollte. Er war ein gläubiger Mensch und wusste, dass er noch einige Jahre leben oder dass es auch bald zu Ende sein könnte. Er wollte sich nicht mehr operieren lassen, weil er bereits zahlreiche Operationen wegen einer Knochenmarkseiterung über sich hatte ergehen lassen müssen. Diese elf Operationen und eine schwere Lungenoperation hatten seinen Bedarf an Operationen mehr als gestillt. Für den Sohn war dies eine schwierige Situation, da er die Möglichkeiten der Medizin mit der freien Entscheidung des Patienten und Vaters konfrontiert sah.

Monate später feierten sie seinen 70. Geburtstag, es wurde Rückschau auf ein spannendes, manchmal beschwerliches, aber letztlich erfülltes Leben gehalten. Alle wünschten ihm Glück und viele Jahre in Gesundheit. Wenige Wochen nach der Feier im Kreise seiner großen Familie erreichte den jungen Arzt, der in einer mehr als drei Stunden vom Heimatort entfernten Klinik tätig war, die Nachricht seines Schwagers, der praktischer Arzt und Nachbar des Vaters war. Er berichtete, dass sein Schwiegervater nach einem Jagdausflug plötzlich heftige Schmerzen im Bauch verspürt hatte und dass sich sein Zustand und vor allem seine Kreislaufsituation dramatisch verschlechterte. Beide wussten, was die Ursache sein musste. Es war Nacht und an einen Hubschraubertransport in ein gefäßchirurgisches Zentrum war nicht zu denken. So wurde ein Transport im Krankenwagen mit Begleitung des Schwiegersohnes durchgeführt und die Gefäßabteilung der Universitätsklinik informiert, dass eine sofortige Operation durchzuführen wäre und dass eine weitere Diagnostik wegen der lebensbedrohlichen Situation unterlassen werden sollte. Der Patient kam in schockiertem Zustand im Operationssaal an, er wurde unmittelbar operiert. Es zeigte sich eine massive Blutung im Bauchraum, verursacht durch das geplatzte Aneurysma. Doch der Patient, der mein Vater war, hat die Operation nicht mehr überlebt.

War es Schicksal, mutwillig oder eine weise Entscheidung des Vaters? Genau werde ich das nie wissen. Ich glaube jedoch, dass seine Entscheidung möglicherweise gut überlegt und wohl zu respektieren war. Heute kann ich gut damit leben, dass nicht die gesamten Möglichkeiten der Medizin, die uns zur Verfügung standen, ausgenutzt wurden. Vielleicht hätte er noch einige gute Jahre gehabt, vielleicht aber auch ein beschwerliches Dasein, wie sein Vater, der nach einem Schlaganfall jahrelang dahinvegetieren musste. Vielleicht hätte auch die prophylaktische Operation eine Komplikation gebracht, die seine Lebensqualität verringert hätte.

In jedem Fall sollten wir Entscheidungen von Menschen respektieren und auch respektieren, dass manche die Möglichkeiten der modernen Medizin eben nur als *eine* Möglichkeit sehen, aber auch nicht mehr. Wie häufig erleben wir, dass theoretisch gute Möglichkeiten trotzdem zum Desaster für Patienten werden. Leider sehen wir das oft nicht voraus. Manchmal erkennen es die Patienten selbst besser.

Irrwege der Medizin.
Es gibt keine richtige Gesundheit

Wenn man es genau nimmt, ist die Gesundheit abgeschafft. Wenn die WHO meint, dass Gesundheit geistiges, körperliches, seelisches und soziales Wohlbefinden ist, dann gibt es auf unserer Welt keinen mehr, der gesund ist. Daraus resultiert vielleicht, dass jeder kleinen Regung ärztlich nachgegangen und jedem seelischen Missempfinden ein Psychiater zur Seite gestellt werden muss. Dies führt zu maximalem gesundheitlichem Unglücklichsein. Wenn wir diese Definition von *Gesundheit* noch länger hochhalten und daraus alle unsere medizinischen und gesundheitspolitischen Maßnahmen ableiten, dann werden wir letztlich nicht nur keine Gesundheit erreichen, sondern den Dauerfrust der nie erreichbaren Vollkommenheit verspüren.

Hier kommt Friedrich Nietzsche weit besser an eine sinnvolle Gesundheitsdefinition heran: „Gesundheit ist dasjenige Maß an Krankheit, das es mir noch erlaubt, meinen wesentlichen Beschäftigungen nachzugehen." Vielleicht müssen wir akzeptieren, dass Krankheit, Unwohlsein und Leid integrale Bestandteile unseres Menschseins sind. Damit umzugehen zu lernen, Linderungen zu erzielen und manch drohendes Schicksal abzuwenden ist vorrangiges Ziel einer vernünftigen Medizin. Vor allem muss man erkennen, dass Krankheiten kein Versagen der Medizin darstellen. Sie sind vielmehr Ausdruck dessen, dass wir leben. Jede Erkrankung, aber auch jede Vorerkrankung, prägt uns und lässt uns ein anderer Mensch werden, eben einer, der sich entwickelt. Unser eigenartiger Begriff von Gesundheit und das Anspruchsdenken, Gesundheit stehe einem zu, haben zu seltsamen Entwicklungen geführt.

Bernhard Lown, ein berühmter Herzspezialist aus Litauen, der später in die USA ausgewandert ist und dort bahnbrechende Erkenntnisse zu Herzrhythmusstörungen geliefert hat, ist ein Arzt der alten Schule mit großen Leistungen, aber auch großem Einfühlungsvermögen. Er, der Friedensnobelpreisträger, kritisiert offen die Entwicklung in den USA, welche in Europa nicht viel anders läuft: „Die Betreuung von Patienten wurde unter einer Schar von Superspezialisten aufgeteilt mit einer Vervielfachung von sinnlosen Prozeduren, der Aufforderung zu überflüssigen Praxisbesuchen und der Belastung von Patienten mit einer Fülle von unnötigen chirurgischen Eingriffen. Jeder Test, jede Prozedur wurde in eine Geldquelle umgemünzt. Man spricht nicht umsonst vom Gesundheitsmarkt." Das sitzt!

Gesundheit ist demnach eine Industrie, ein Profitstreben, ein Erfüllungsmarkt von selbst geschürten Erwartungen geworden. Zahlreiche Verflechtungen von Politik, Industrie, Finanzwirtschaft und Arbeitsmarktpolitik verhindern die Entrümpelung und Zurechtrückung eines durchgeknallten oder – wie man es heute ausdrückt – eines dynamischen Wachstumsmarktes. Verzweifelt steht die Politik einem Phänomen der zunehmenden Unfinanzierbarkeit des Systems gegenüber, und vor allem auch der Unmöglichkeit, alle Entwicklungen der modernen Medizin allen ihren Bürgern zukommen zu lassen. Anstatt Spitäler zu reduzieren, werden neue gebaut, statt Betten zu sperren, werden neue Betten für neue Krankheiten bereitgestellt. Anstatt rigorose Einschnitte vorzunehmen, werden Erwartungshaltungen erfüllt, die politisch opportun erscheinen. Dass durch die wachsende Zahl der Behandlungen die Menschheit nicht eben um das gleiche Ausmaß gesünder wird, scheint noch niemandem aufgefallen zu sein. So wie die Finanzwirtschaft nicht mehr reguliert wird, so ist dies in der Gesundheitswirtschaft ebenfalls der Fall. In Letzterer allerdings immer mit einem hohen moralischen Anspruch: Die Gesundheit ist ja das Wichtigste. Unser Gesundheitssystem wäre leichter zu finanzieren, wenn manche „segensreiche" (den Politikern von diversen Lobbys eingeredeten und meist in Bezug auf Gesundheit zu nichts führenden) Ideen *nicht* realisiert würden. Lassen Sie mich einige weitere Irrwege in Folge kurz aufzählen.

Der Spezialist am falschen Ort

Zweifellos sind die Erkenntnisse der Medizin nicht mehr ohne Spezialistentum umzusetzen. Das führt aber zwangsläufig zum Fehlen der Generalisten, also jener Ärzte, die noch einen Überblick über verschiedene Krankheitsbilder haben. Das kann dazu führen, dass Sie beim falschen Spezialisten oft schlecht und unnötig behandelt werden. Jeder Spezialist sieht Ihre Beschwerden im Lichte seines Spezialgebietes. Beim Spezialisten sind Sie sehr gut aufgehoben, wenn

Sie mit der richtigen Erkrankung beim richtigen Spezialisten sind. Das ist aber nicht immer so. Manchmal sind Sie mit der falschen Krankheit beim falschen Spezialisten. Da hilft manchmal ein Tipp vom Generalisten – das wird oft ein erfahrener Hausarzt sein.

Vorsorgewahn statt vernünftiger Vorsorge

Vorsorge wird zum Selbstzweck, meist ohne Änderungen durch die daraus gewonnenen Erkenntnisse zu bewirken. Viele Vorsorgeuntersuchungen haben eine Eigendynamik und dienen oft dazu, bestimmte Fachdisziplinen und die von ihnen empfohlenen weiterführenden Untersuchungen zu unterstützen. Viele durchgeführte Untersuchungen haben keine Konsequenzen, vielfach dienen Vorsorgeuntersuchungen der Angstmache und Erhaltung eines hochgefahrenen Medizinsystems, das sich durch diese Angstmache hervorragend verkaufen und aufrechterhalten lässt.

Weit effizienter wäre es, würden die Menschen sich drei Stunden in der Woche bewegen, sich überwiegend von Gemüse und Obst, aber weniger von Fleisch, süßen Kalorienbomben und Junkfood ernähren, weniger Alkohol trinken, nicht rauchen und an ihrer inneren Zufriedenheit arbeiten. Das würde weit mehr bewirken, als jede Vorsorgeuntersuchung verhindern kann. Das ist allerdings wenig spektakulär und klingt ziemlich banal, daher zu wenig glaubhaft.

Vorsorgeuntersuchungen können aber natürlich sinnvoll sein, wenn sie mit Augenmaß und Nachhaltigkeit betrieben werden. Darüber wird noch berichtet werden.

Technik ist besser als Hinhören

Der technikhörige Mensch hat sich auch im Arztberuf breitgemacht. 70 % aller Erkrankungen kann man mit einem ausführlichen Gespräch, das natürlich die Kenntnisse vieler Symptome von Krankheitsbildern voraussetzt, auf die Spur kommen. Stattdessen wird jedoch häufig dem Einsatz der Technik gefrönt, in der Hoffnung, dass damit die Krankheit besser oder rascher erkannt wird. Dies ist nur zum Teil richtig, führt allerdings zu einer Überbeanspruchung von technischen Geräten, was nicht immer zum Wohl des Patienten ist. Wie schon gesagt, viele technische Untersuchungen führen zu vielen Befunden, die häufig unbedeutend sind, aber eine Reihe von Folgeuntersuchungen nach sich ziehen. Und diese können auch schaden – dem Körper oder (häufiger noch) der Seele.

Absicherungs- und Übermedizin

Die Verrechtlichung der Medizin verbreitet unter der Ärzteschaft Angst und Schrecken. Da schickt man Patienten schon einmal lieber umsonst in die Magnetresonanz- oder Computertomografie. Immer gilt die Rechtfertigung: Man darf nichts übersehen. Ein gut ausgebildeter Arzt, der klinisch noch hinhören, abhören, abfragen und untersuchen gelernt hat, kann auf einen hohen Prozentsatz technischer Untersuchungen, die allerdings auch von den Patienten immer wieder eingefordert werden, verzichten. Die Absicherungsmedizin führt zu unglaublicher Verschwendung von Geldern, die weit besser eingesetzt werden könnten, und ist nicht selten zum Schaden des Patienten. Denn Überbefunde können zu zahlreichen, oft nicht ungefährlichen Folgeuntersuchungen und -therapien führen. Ein Arzt, der häufig und relativ rasch zu Hightech-Untersuchungen greift, ist meist verunsichert, oberflächlich ausgebildet oder zumindest vom Medizinrechtswahn gebeutelt. Und inmitten all dieser Strömungen hat sich der Mann des Rechts etabliert. Er achtet auf Fehler, auf unerfüllte Begehrlichkeiten, verbreitet dadurch Schrecken und inspiriert zu unsinniger Überdiagnostik und -therapie.

Medizin und Gesundheit sind längst zum Geschäft und Wirtschaftsfaktor geworden. Dadurch entsteht eine Eigendynamik mit versuchter Gewinnoptimierung, Auslastung von Geräten, Überuntersuchungen, Wecken und Entsprechen von Begehrlichkeiten. Diese Schattenseite nennt man Übermedizin (siehe unten). Klassische Patiententypen, die dieser Disziplin anheimfallen, sind der Gutbetuchte („alles einsetzen, was gut und teuer ist"), der Technikfreak, der Prominente und – fallweise – der Privatpatient. Sie sind gefährdet, zu früh und unnötig operiert, zu viel und zu intensiv untersucht und mit Angst beladen zu werden, obwohl sie glauben, sich gerade deshalb von Angst freikaufen zu können. Diese Schattenseite der Medizinentwicklung dominieren gewinn- und konkurrenzinspirierte Bürokraten, die das Medizinsystem nicht mehr nach Notwendigkeit für die Patienten, sondern nach betriebswirtschaftlichen Gesichtspunkten steuern. Manager und Ökonomen regieren, Ärzte sind zerrissen, Politiker blenden.

Für jede Beschwerde ein Medikament

Viele Spezialisten führen dazu, dass viele Erkenntnisse in einem Spezialgebiet umgesetzt werden. Dies führt oft zu einer kaum übersehbaren Zahl von Medikamenten gegen jede Beschwerde aus jedem Fachbereich. Mögen diese Medikamente im Einzelfall ihre Berechtigung haben, so ist ihr Zusammenwirken oft völlig unklar. Nicht selten stellen sich Patienten in Praxen und Krankenhäusern vor, deren unglaubliche Anhäufung von Medikamenten die eigentliche Ursache ihrer Beschwerden ist. Die beste Therapie ist oftmals das Absetzen der Mehrzahl dieser Medikamente, was nicht selten zu einer erheblichen Besserung führt.

Die wichtige Erkenntnis daraus: Nicht jedes Medikament, das im Einzelfall seine Berechtigung haben mag, ist im Zusammenwirken mit anderen (gut gemeinten oder gut gepushten) Medikamenten wirksam. Bitten Sie von Zeit zu Zeit Ihren Arzt, alles abzusetzen, was nicht unbedingt nötig ist. Das kann Ihnen manchmal viel Leid oder zumindest einige Nebenwirkungen ersparen.

Die reine Lehre lässt keine Alternativen zu

Die moderne Medizin ist komplex geworden. Um ein Spezialgebiet annähernd abdecken zu können, braucht es ständiges Lernen, Üben und Lesen. Täglich werden ca. 1000 medizinwissenschaftliche Artikel publiziert. Kein Mensch ist in der Lage, den Überblick über die gesamte wissenschaftliche Medizin zu haben. So ist eine Armee von Spezialisten und Superspezialisten entstanden, von Praktikern und Theoretikern, von Wissenschaftlern und Journalisten, die Daten sammeln und darüber berichten. Manche Medizinexperten sind nur noch auf Symposien und Kongressen unterwegs. Ihnen bleibt nicht einmal Zeit zum Behandeln von Patienten. Wahrscheinlich ist der Patient damit auch besser bedient.

Die moderne Medizin wird von evidenzbasierten Daten geprägt. Das heißt, es darf nur angewendet werden, was als wissenschaftliche Publikationen in hochkarätigen Medizinjournalen veröffentlicht und als wirksam betrachtet wurde. Publiziert wird häufig aber auch nur das, was gefällt und positiv ist. Die zahlreichen Therapieversager werden häufig nicht publiziert. Zudem sind vermutlich viele Publikationen falsch, Zufall oder Irrtum. Erst die Bestätigung bringt Sicherheit. In dieser Welt der Publikationswut (zum Zwecke der Karrieresicherung) und der wissenschaftlichen Evidenz bleibt für die Bannerträger dieser wissenschaftlich abgesicherten Einheitslehre keine Zeit mehr, sich mit altbewährten (aber nicht ausreichend wissenschaftlich publizierten) Strategien der Medizin zu befassen. Viel altes Wissen bleibt dadurch ungenützt und unbeachtet. Was nicht den Weg in den wissenschaftlichen Blätterwald findet, kann nicht akzeptiert werden.

Zaghaft schaffen es alternative (oder besser: komplementäre) Methoden, in diesem wissenschaftlichen Konzert auch ihre Marken zu setzen, aber beachtet werden sie dennoch nicht. Dies führt dazu, dass die Protagonisten der „wissenschaftlichen Medizin" weder Platz noch Respekt für Alternativen finden.

Dennoch sieht die reale Medizin anders aus. Viele Länder wären arm in ihren medizinischen Möglichkeiten, wenn sie ihre Traditionen, die oft jahrhundertealtes, gut erprobtes Wissen weitergeben, vergessen würden. Währenddessen bleibt fraglich, was die Lebenserwartung in der westlichen Welt so gesteigert hat. Sind es die sozialen Bedingungen, die Hygiene, die Abwasserentsorgung, Kühlschränke oder Impfungen, die vor breiten Epidemien schützen, oder sind es die Weiterentwicklung der Chirurgie, der Medikamente für Infektionen, Herz-Kreislauf- und Krebserkrankungen. Vermutlich ist der Anteil der modernen Medizin an der verlängerten Lebenserwartung geringer, als wir es annehmen würden.

Nebelgranaten

Wenn es um Geld geht, um Einfluss, Macht und Ruhm, dann kann die Einigkeit eines Standes bald zerbrechen. So können Ärzte schon mal ganz unterschiedlicher Meinung sein. Mittendrin steht der Patient und ist verwirrt. Cortison ist lebensrettend, Cortison ist furchtbar schlecht. Medikamente sind lebensrettend, Medikamente sind Gift. Impfen ist gefährlich, Impfen hat uns vor vielen tödlichen Krankheiten bewahrt. Der verwirrte Patient hat die Orientierung verloren. Allerdings auch die Selbstverantwortung für seine Gesundheit. Bio ist super, Bio bringt Krankheitserreger wie die kürzlich medial gut verwertete EHEC-Epidemie (Menschen starben durch Keime, die über Bioprodukte verbreitet wurden). Chemie ist Gift, alles ist Chemie. Für oder gegen jede Strömung gibt es unzählige Literatur- und Sensationsbücher. Selbst ernannte Heiler und Gurus tauchen aus dem Nebel der Verwirrung auf und versuchen, ihren Teil vom Geschäftskuchen der Gesundheitsindustrie abzuschneiden. Orientierungslose Patienten ohne Vertrauen, von Werbung und Angstmache diktierte Verhaltensweisen werden verfolgt und fallengelassen. Wer sich in diesem Dschungel auskennt, ist schon ein begnadeter Patient, doch diese Gnade haben wenige.

„Wissenschaftlich erwiesen"

Vieles, was Sie in der Laienpresse oder in Werbeanzeigen über sensationelle Heilverfahren lesen, wird mit dem Begriff „es wurde wissenschaftlich nachgewiesen" versehen. Dass diese Wissenschaftlichkeit oft nur darin besteht, dass ein geschäftlich talentierter Mediziner oder Gesundheitsprofessor eine Empfehlung abgegeben hat, dass dafür aber meist wissenschaftliche Evidenz weitgehend fehlt, ist vielen unbekannt. Gerüchte halten sich eben lange und sensationelle Gerüchte noch etwas länger und intensiver.

1957 erfand der Marketingexperte James Vicary die unterschwellige Werbung mit folgendem Experiment: Er zeigte Kinobesuchern für Sekundenbruchteile den Slogan „Trink Cola, iss Popcorn" und steigerte somit den Verkauf von Popcorn um 58 und jenen von Cola um 18 %. Seitdem glauben noch immer viele, durch diese Art von unterschwelliger Werbung manipuliert zu werden. Der Haken ist nur: Vicary gab 1962 zu, die ganze Story frei erfunden zu haben. Er wollte ganz einfach seinen Namen in der Werbebranche populär machen. Doch dieses Dementi ist kaum publik geworden. Noch heute glauben sogar Mediziner, dass die Masernimpfung Autismus verursacht. Nur wenige wissen, dass die zugrunde liegende Studie gefälscht war und der dafür verantwortliche Mediziner suspendiert wurde. Große Analysen aus Skandinavien haben dieses Gerücht längst widerlegt. Jährlich sterben mehr als eine Million Kinder an Masern, dieser vermeidbaren Erkrankung. Doch das Gerücht hält sich tapfer. Und verursacht den Tod vieler unschuldiger Kinder, weil auf die Impfung verzichtet wird. Impfgegner zu sein ist chic, aber nur, solange einen das Schicksal verschont.

So ist also mit den Begriffen „wissenschaftliche Studie" oder „die Forschung hat gezeigt", vorsichtig umzugehen. Sie tun besser daran, dass Sie nicht alles, was die Boulevardpresse oder manche TV-Sendungen von sich geben, glauben. Heute ist es relativ leicht, über das Internet Recherchen durchzuführen und sogenannten Wissen-schaftlern auf den Zahn zu fühlen. Manchmal werden Sie entde-cken, dass es sich um eine (manchmal bewusste) Falschmeldung handelt, Sie also einem „Hoax" auf den Leim gegangen sind. Wissenschaft schafft Wissen, aber keine Wahrheiten. Vieles, was heu-te dem Stand der aktuellen Wissenschaft entspricht, wird morgen widerlegt oder zumindest verbessert oder überholt sein. Das war in der Medizin schon oft der Fall. Die seriöse Wissenschaft schafft Er-gebnisse, die zur Widerlegung bereitstehen. Manches wird Bestand haben, vieles wird verbessert und manches wird abgeschafft wer-den. Wissenschaft stützt sich auf Studien, die mehr oder weniger so-lide sind. Wenige Ärzte wissen, dass auch die besten Studien eine Irr-tumswahrscheinlichkeit von zumindest 30 % haben, auch wenn sie noch so „signifikant" sind. Viele Studien erreichen aber diese Qualität gar nicht, haben also eine Irrtumswahrscheinlichkeit von 50 %. Kein Wunder also, wenn vieles, für das es eine angeblich gesicherte Stu-die gibt, einer kritischen Beurteilung auf die Dauer nicht standhält. Ist also alles „Fake" und brauchen wir also keine Studien? Mitnich-ten, wir brauchen sie wie einen Bissen Brot zum Überleben und zur Weiterentwicklung der Medizin, sonst wäre alles nur Scheintherapie und jeder könnte alles veranstalten, um zu heilen. Erkenntnisse aus Studien müssen bestätigt und kritisch hinterfragt werden, nur dann weisen sie den Weg in eine erfolgreichere Zukunft.

Märchen der Medizin

Fiebersenken ist wichtig

Viele Eltern, die sich um ihre fiebernden Kinder Sorgen machen, Ge-nerationen von Ärzten, die fiebernde Patienten behandeln, greifen in solchen Situationen als Erstes zu fiebersenkenden Mitteln. Dies scheint die erste und wichtigste Maßnahme zu sein, um Menschen mit Infektionen zu helfen. Wie wenig dies belegt und dass dies gar nicht so ungefährlich ist, zeigen neuere Untersuchungen. Dennoch haben die meisten Mütter und Ärzte Angst, höheres Fieber zu tolerieren. Angst, dass es Fieberkrämpfe auslösen könnte oder dass schwache Patienten Kreislaufprobleme bekommen könnten. Seit langer Zeit ist schon bekannt, dass höhere Körpertemperaturen unser Abwehrsystem stimulieren. Ein Teil der Abwehrarmee in unserem Blut (die sogenannten T-Lymphozyten) wird dadurch besonders aktiviert und besonders scharf gegen Eindringlinge wie Bakterien gemacht. Im renommierten Medizinerblatt *British Medical Journal* wurde eine Untersuchung an 400 Patienten mit einer Lungenentzündung (am *Hull and East Yorkshire Hospital*) publiziert. Diese erste weltweite Studie über das Fiebersenken zeigte Beeindruckendes: Jene Patienten, deren Körpertemperatur unter 36 Grad gehalten wurde, starben deutlich häufiger als jene, bei denen Fieber zugelassen wurde. In der Gruppe jener Patienten, deren Körpertemperatur über 40 Grad Celsius erreichte, überlebten alle. Eine Gruppe Intensivmediziner von der *University of Miami* hatte schon einige Jahre zuvor herausgefunden, dass Intensivpatienten, die Fiebersenker bekamen, häufiger starben als jene, deren Fieber zugelassen wurde. Dennoch hat sich in vielen Ländern die Praxis des Fiebersenkens noch immer nicht verändert.

Wir sollten uns überlegen, sinnvolle Reaktionen des Körpers, die hauptsächlich zur Unterstützung unserer Abwehr dienen, nicht willkürlich zu verändern. Dass es die eine oder andere Situation geben mag, in der das Senken des Fiebers hilfreich sein kann, schließt diese Erkenntnis nicht aus. Generell gilt aber, dass Fieber eine sinnvolle Abwehrmaßnahme des Körpers darstellt.

Bettruhe hilft bei Erkrankungen

Auch hier haben Untersuchungen Unerwartetes ergeben. Es gibt praktisch keine Krankheit, bei der der Patient von Bettruhe profitiert. Selbstverständlich ist Schonung bei belastenden Erkrankungen angezeigt, aber nur, so weit dies unbedingt notwendig ist. Eine frühzeitige Mobilisation aus dem Bett, frühzeitiges Aufstehen, Bewegen und zumindest eine moderate Aktivität erweisen sich als vorteilhaft. Zu langes Liegen schwächt den Kreislauf, lässt die Muskulatur ermüden, führt zu einer erhöhten Häufigkeit von Thrombosen und zu einer verlängerten Rekonvaleszenz.

Somit sollte gelten: Bettruhe so wenig wie möglich, nur gerade so lange es nicht anders toleriert werden kann. Besonders unsinnig war die lange (und mancherorts noch immer) gehegte Lehrmeinung, dass Menschen mit Thrombose Bettruhe brauchen. Man wollte damit Lungenembolien verhindern und die Thrombose rascher abheilen lassen. Das Gegenteil war der Fall.

Das Fazit: Nicht alles, was vordergründig Sinn macht, ist auch sinnvoll.

Schonung bei Herzschwäche und nach Herzinfarkt

Auch dies war jahrzehntelang ein Dogma. Patienten mit geschwächtem Herz durfte man keine Belastungen zumuten. Offensichtlich ist gerade das Gegenteil der Fall. Jene Patienten, die mit leichtem und dann moderatem Training ihr geschwächtes Herz belasten, haben die besseren Chancen. Und dies gilt nicht nur für Herzschwäche, sondern auch nach Herzinfarkt. So sind vor 30 Jahren Patienten mit Herzinfarkt noch wochenlang in Krankenhäusern und davon die überwiegende Zeit im Bett gehalten worden. Nun hat sich gezeigt, dass mit Abschaffen dieser „schonenden Vorgangsweise" die Zahl der Komplikationen drastisch reduziert werden konnte.

Dies gilt auch für Krebs- und viele chronische Erkrankungen.

Antibiotika gegen alle Infekte

Längst ist bekannt, dass Antibiotika in zumindest der Hälfte der Fälle völlig unberechtigt verschrieben werden. Sie sollen Bakterien abtöten. Die meisten Infekte, die zur Antibiotikaverschreibung führen, werden jedoch nicht durch Bakterien, sondern durch Viren ausgelöst. Antibiotika wirken nicht gegen Viren. Wenn dabei eine Wirkung entsteht, ist es maximal eine Nebenwirkung. Die Erwartungshaltung der Patienten, die Leichtgläubigkeit und Angst der Ärzte und das Ignorieren von möglichen Nebenwirkungen führen zu diesem unsinnigen Verhalten. So werden wirksame Antibiotika zu schwachen Waffen, weil sich Bakterien an diese im Übermaß aufgefahrenen Waffen gewöhnen. Dies scheint sich entweder nur halblaut herumgesprochen zu haben oder jeder weiß es und keiner hält sich daran.

Zunehmend mehr Menschen leiden unter Darmerkrankungen, deren Ursache die durch Antibiotika unnötig zerstörte Darmflora ist. Eine gesunde Darmflora ist ein wesentlicher Bestandteil eines funktionierenden Stoffwechsels und Immunsystems. Antibiotika sollten nur dann verschrieben werden dürfen, wenn entsprechende Tests, die es heute bereits gibt, dafür auch einen Beleg bzw. Absicherung bieten.

Fragen Sie Ihren Arzt: Ist das Antibiotikum wirklich notwendig? Verlangen Sie niemals aus eigenem Antrieb ein Antibiotikum.

Dennoch: Werden Antibiotika richtig eingesetzt, können sie Leben retten. Die Kunst ist, diese Notwendigkeit richtig zu erkennen.

Verbote, Verbote, Verbote

Ärzte haben es oft mit der Angst zu tun, sie könnten Patienten, die krank sind, Dinge erlauben, die ihnen dann – falls es dem Patienten schlechter gehen sollte – negativ ausgelegt werden. Dies führt seit Generationen von Ärzten dazu, Patienten mehr zu verbieten als zu erlauben. Der schon erwähnte Kardiologe Bernard Lown, ein Mann, der zahlreiche Herzen der Welt mit seinen Erkenntnissen über Rhythmusstörungen gerettet hat, konnte aus seiner jahrzehntelangen Medizinerfahrung einen wichtigen Schluss ziehen. Es ist entscheidend, kranken Patienten Selbstvertrauen und Selbstbewusstsein zu geben und ihnen auch die Möglichkeit einzuräumen, Dinge zu erleben, die für sie wichtig sind. Hierbei sind Verbote hinderlich.

Natürlich wird es immer wieder Grenzen der Möglichkeiten von kranken Patienten geben. Diese etwas hinauszuschieben sollte für die Ärzteschaft der Welt ein Auftrag sein. So lange die Angst, etwas falsch zu machen, etwas nicht verboten zu haben oder auf ein Problem nicht hingewiesen zu haben, das ärztliche Handeln dominiert, so lange werden wir Ärzte verunsicherte, mutlose und erlebnisarme Patienten zurücklassen. Das sollten Sie nicht akzeptieren!

Der Mensch benötigt drei Liter Flüssigkeit täglich

Dass der Mensch zu 70 % aus Wasser besteht, ist unbestritten. Dennoch ist es meist nicht notwendig, über das normale Durstgefühl hinaus zu trinken, schon gar nicht Flüssigkeitsmengen von drei Litern. Keine einzige wissenschaftliche Publikation konnte den Sinn dieser sich hartnäckig haltenden Volksmeinung belegen. Es besteht kein Zweifel, dass, wenn der Mensch viel Flüssigkeit verbraucht, z. B. bei Hitze oder bei starkem Schwitzen, diese ersetzt werden muss und dass dabei manchmal auch deutlich über drei Liter benötigt werden. Dennoch ist unter normalen Umständen die Zufuhr von etwa eineinhalb Litern Flüssigkeit täglich ausreichend. Das nachlassende Durstgefühl bei alten Menschen und eine drohende Austrocknung kann sehr gut an der trockenen Haut, also an stehenden Hautfalten und trockener Zunge, abgeschätzt werden. Am einfachsten ist es, sich täglich zu wiegen. Flüssigkeitsverlust wird an der raschen Abnahme des Körpergewichts erkannt.

Andererseits gibt es Zustände wie Herz- und Nierenschwäche, die nur wenig Flüssigkeit vertragen und bei denen die gut gemeinten Ratschläge bezüglich reichlicher Flüssigkeitszufuhr sogar schädlich sein können. Der sich (auch bei Ärzten) hartnäckig haltende Ratschlag, dass man mit viel Flüssigkeit Blasenentzündungen behandeln könne, ist ziemlicher Unsinn. Blasenbakterien lassen sich nämlich nicht durch Flüssigkeit ausschwemmen, denn sie haften sehr stark an der Blasenschleimhaut.

Eine Krähe hackt der anderen kein Auge aus

Die Zeiten sind rauer geworden. Ärzte sind weniger kollegial und mancher Egotrip eines Karrieremediziners lässt den Kollegen im Regen stehen, versehen mit dem Hinweis auf seine schlechte Qualität. Nach meiner Erfahrung als Gutachter haben mindestens 50 % der Kunstfehlerverfahren einen wesentlichen Ursprung in Aussagen von Ärzten über ihre Kollegen gegenüber Patienten und deren Angehörigen. Nach genauerer Analyse ist nur ein geringer Prozentsatz wirklich berechtigt. „Das hätte ich nie so gemacht!", „Warum sind Sie nicht gleich zu mir gekommen?", „Kein Wunder bei diesem Pfuscher!" und ähnliche Freundlichkeiten sind nicht einmal die übelsten Aussagen. Das Betrübliche daran: Das Urteil ist kaum reflektiert, die Umstände sind meist nicht recherchiert und oft wird emotional aus der Hüfte geschossen, ohne Rücksicht auf Verluste. Da gibt es also immer mehr Krähen, die nicht ungern anderen ein Auge aushacken, um selbst in besserem Licht zu erscheinen. Das ist nicht die Regel, wird aber eindeutig häufiger. Auch wenn noch immer viele Ärzte dieser Welt sich redlich um Menschen bemühen und Respekt voreinander und der bestimmt schwierigen Profession haben, der Werteverfall scheint unübersehbar. So wie Ärzte mit Mitmenschen, ihrer Familie und Mitarbeitern umgehen, so sind sie (v. a. in schwierigen Situationen) zu ihren Patienten.

Vom Gesundheits- und Vorsorgewahn bis zum Nihilismus

Welche Vorsorgeuntersuchungen sind sinnvoll?

Es gibt seltsame Extreme in unserer Gesundheitswelt: Die einen (ca. 50 % in unserer westlichen Welt und in anderen aufstrebenden Wirtschaftsnationen) werden immer dicker, fressen sich sprichwörtlich frühzeitig zu Tode und bewegen sich selten weiter als von der Küche zum Auto, vom Lift zum Büro, vom Büro zur Rolltreppe, vom Auto zum Abendessen und dann weiter zum Fernseher. Die anderen laufen bis zum Umfallen, trainieren sich die Seele aus dem Leib und quälen sich mit Diäten, Nahrungsergänzungsmitteln, Anti-Aging- und Fitnesspillen und werden trotzdem nicht älter als der Durchschnitt, sterben dafür aber kerngesund. Wieder andere furchten Krebs, Herzinfarkt, chronische Krankheiten und Burn-out so sehr, dass sie auch kleinste ungewöhnliche Symptome in ihrem eventuell sogar gestählten oder auch schwabbeligen Körper einer gründlichen Untersuchung unterzogen haben möchten. Man weiß ja nie. Wo also ist das vernünftige Maß von gesunden Aktivitäten und sinnvoller Vorsorge? Sie werden es nicht glauben: Es liegt in der Mitte, verabscheut die Extreme und lässt dem Hausverstand eine Chance. Vor lauter Expertengläubigkeit haben wir verlernt, bedeutsame von unwichtigen Symptomen zu unterscheiden. Ein vernünftiges Gespräch, möglichst mit einem erfahrenen Arzt, jedenfalls aber nicht mit einem fundamentalistischen Anhänger der von zahlreichen Lobbys inszenierten Gesundheitsreligion, wirkt Wunder. Letzterer wird warnend ihre Defizite bemerken und eine Unzahl von mehr oder weniger sinnvollen Untersuchungen und kurzfristigen Kontrollen dringend empfehlen.

Wir wollen hier keine Wertung vornehmen, wie man sich verhalten muss. Ignoranz gegenüber einem risikoreichen Lebensstil ist genauso zuzulassen wie übersteigerter Gesundheitswahn. Ich bin kein Anhänger der bedingungslosen Gesundheitsreligion, die als ihr Idealbild den gesunden, möglichst makellosen Menschen sieht.

Ich bin daher auch kein Anhänger der Idee, dass alle dieser „Religion" zur Verfügung stehenden Möglichkeiten bedingungslos genützt werden müssen. Denn das kann zusätzliche Nebenwirkungen verursachen, wie wir später sehen werden. Ich bin für Sinnvolles, Machbares, Bezahlbares und Tolerantes. Uns fehlt diese Sichtweise weitgehend. Manfred Lütz, ein humorvoller Arzt, Psychiater, Theologe und Kritiker unserer „durchgeknallten Gesundheitsreligion" bemerkt: „Keine Idee ist zu absurd, um nicht in den Dienst der Ethik des Heilens gestellt zu werden."

Über den Wert und die Gefahr der Vorsorgeuntersuchung muss man ehrlich sprechen, oder?

Was sagen Sie zu einer Vorsorgeuntersuchung, die – abgesichert durch seriöse wissenschaftliche Studien, publiziert in hoch angesehenen Medizinjournalen – Folgendes erreicht: Sie müssen *1000 Patientinnen* zehn Jahre lang (alle zwei Jahre) einer etwas schmerzhaften Röntgenuntersuchung unterziehen, um *einer* Frau das Leben zu retten. Bei 100 dieser Frauen wird falscher Krebsalarm ausgelöst – mit all den psychischen Belastungen, die damit verbunden sind. Bei 1000 Untersuchten fordert der Krebs dann vier statt fünf Opfer. Eine von 1000 Frauen profitiert, das ist – laut Statistik – immerhin eine 20%ige Sterblichkeitsreduktion. Klingt gut, oder? Um eine Frau vor dem Tod zu bewahren, werden fünf operiert oder in Behandlungen verwickelt, die keinen Nutzen haben.

Statistisch gesehen hat eine von 100 Frauen Brustkrebs. Wenn Sie also 100 Frauen einer Mammografie unterziehen, werden Sie diese Frau mit hoher Wahrscheinlichkeit entdecken. Allerdings wird bei weiteren zehn Frauen falscher Alarm ausgelöst. Diese Frauen machen sich große Sorgen, bis nach weiteren, keineswegs risikolosen Untersuchungen das Krebsgespenst gebannt ist. Leider kann das auch lang anhaltende Probleme verursachen. Die Untersuchung wird oft ab dem 40. Lebensjahr empfohlen, obwohl Untersuchungen nur die positiven Effekte vom 50. bis zum 70. Lebensjahr belegen.

Dennoch hat das eben beschriebene Mammografie-Screening einzelnen Frauen das Leben gerettet. Weltweit ist die Mammografie eine umstrittene Vorsorgeuntersuchung und die Emotionen darum gehen selbst in Fachkreisen hoch. Die einen halten sie für ein lukratives Geschäftsmodell mit wenig Effekt und Präzision, dafür mit vielen

Nebenwirkungen, die anderen für eine Speerspitze im Kampf gegen den häufigsten Krebs der Frau, dessen Bekämpfung alle Mittel rechtfertigt. Und der Kampf ist erfolgreich. Das 10-Jahres-Gesamtüberleben beträgt in den meisten europäischen Ländern über 70 %. Was dabei auf die Mammografie zurückzuführen ist, bleibt aber umstritten.

Ich selbst bin kein Mammografie-Gegner (auch meine Frau machte sie fallweise), ich plädiere allerdings dafür, dass bei nationalen Propagandaaktionen für diese Untersuchung auch über die Schattenseiten ehrlich berichtet wird. Wie soll dies allerdings geschehen, wenn nicht einmal ein Drittel der zuweisenden Ärzte von dieser eben beschriebenen Problematik weiß?

Die Sterblichkeit an Brustkrebs ist rückläufig. Das ist erfreulich. Vermutlich ist das aber weniger auf Vorsorgeprogramme als auf verbesserte Therapien (ja, der Schulmedizin!) zurückzuführen. Dafür sprechen Vergleiche mit Ländern, in denen Vorsorgeprogramme deutlich später eingeführt wurden und die dennoch ähnliche Ergebnisse erzielen konnten. Erfahrene Gynäkologen erlauben sich, die Meinung zu äußern, dass konsequentes Abtasten der Brust und Verzicht auf die bekannten Brustkrebs-Risikofaktoren, wie Alkohol (ab einem Glas Wein täglich), Nikotin, Übergewicht und Bewegungsmangel effizientere Vorsorgeprogramme wären.

Interessant ist ein kürzlich ergangenes Urteil des Oberlandesgerichtes Hamm in Deutschland: Ein Gynäkologe wurde zu Schadenersatz verurteilt, weil er einer Frau, die an Brustkrebs erkrankt war, nicht zur Screening-Mammografie geraten hatte. Wer, so stellt sich die Frage, ist für den möglichen Schaden einer fälschlich vermuteten Krebserkrankung verantwortlich und welche Konsequenzen haben solche Urteile?

Ein ganz ähnliches Problem hat in manchen Ländern ein großzügig angelegtes Prostatakrebs-Screening mittels des sogenannten PSA-Wertes aufgeworfen. PSA ist ein Eiweißkörper, der im Blut gemessen werden kann und Rückschlüsse auf die Vorsteherdrüse des Mannes zulässt. Da der Prostatakrebs der häufigste Krebs des Mannes ist, ist diesbezüglich ein Krebsscreening sicher von Bedeutung. Doch der Test ist extrem unpräzise. Er ist häufig auch bei gutartigen Prostatavergrößerungen oder Entzündungen erhöht und führt genauso wie die Mammografie zu häufiger Krebsangst und zu einer Unzahl von unnötigen Abklärungen und Eingriffen, vor allem zu Punktionen der Prostata. Auch diese Maßnahme ist schmerzhaft, nicht risikolos und international (auch bei ausgewiesenen Experten) in Kritik geraten. Die amerikanische Gesellschaft für präventive Untersuchungen (USPSTF) rät von einem routinemäßigen PSA-Screening ab, weil der potenzielle Nutzen von möglichen Schäden übertroffen werde. Amerikas Urologen sind da gemäßigter. Sie empfehlen ein PSA-Screening zwischen dem 55. und 69. Lebensjahr, wenn mit dem Arzt ausführlich über Nutzen und Schaden gesprochen worden ist. Wird das so gehandhabt?

„Der Test sollte auf keinen Fall dazu verwendet werden, die gesamte männliche Bevölkerung über 50 zu untersuchen. Aber genau das versuchen Leute, denen es nur um den Profit geht. Die medizinische Gemeinschaft muss sich der Realität stellen und den unangemessenen Einsatz des PSA-Screenings beenden", sagt kein erbitterter Arztgegner, sondern niemand Geringerer als Richard J. Ablin, der Erfinder des PSA-Testes. Dies hält jedoch manche Gesundheitsanbieter nicht davon ab, große Kampagnen für diese Untersuchung zu unternehmen. Renommierte Wissenschaftler äußern sich jedoch immer unmissverständlicher: Der PSA-Test eignet sich nicht zum Prostatakrebs-Screening!

Dennoch: Die Methode hat einigen wenigen das Leben gerettet, wenn auch mit erheblichen Kollateralschäden für andere. Die 5-Jahres-Überlebensrate für Prostatakrebs beträgt in unseren Regionen derzeit 99 %, was auf das meist gutmütige Verhalten und moderne Therapien dieses Krebses zurückgeführt wird.

Aber lassen Sie sich nicht durch sogenannte Überlebensraten täuschen. Sie sagen wenig bis nichts über Sterberaten aus, und nur die sind entscheidend. Viele sterben mit, wenige an einem Prostatakrebs.

Die wesentliche Frage bleibt: *Rechtfertigen positive Statistiken und positive Einzelfälle Immer ein offensives Vorgehen, auch wenn die Effizienz gering und Kollateralschäden (und auch die Kosten) nicht selten erheblich sind?*

Ziel von Vorsorgeuntersuchungen ist es unter anderem, Krebserkrankungen frühzeitig zu entdecken, damit diese in einem Frühstadium noch geheilt werden können. Dies ist sicher sinnvoll, bedarf jedoch einer präziseren Methodik als bei den zwei genannten Krebserkrankungen. Screening-Untersuchungen sollten, vor allem wenn sie nicht präzise genug sind, nicht wahllos über alle Menschen gestülpt werden. Es ist sicher sinnvoll, Risikogruppen zu definieren und diese besonders zu untersuchen.

Doch auch das ist nicht so einfach und wurde zuletzt für die Risikogruppe der Raucher mittels Niedrigdosis-Computertomografie der Lunge versucht, die einmal im Jahr durchgeführt wurde. Insgesamt mussten 217 Computertomografien durchgeführt werden, um ein Leben zu retten.

Einer von 30 dieser Patienten wurde unnötig operiert, weil man glaubte, dass die gefundene Veränderung ein Krebs wäre. Ein Viertel aller Computertomografien wies den Verdacht auf eine Krebserkrankung auf, welche weiter untersucht wurde, in Wirklichkeit war der Befund jedoch harmlos.

Hier ist es wieder, das Dilemma der Krebsscreening-Untersuchung: wirksam aber zu wenig präzise, manchmal lebensrettend, aber viel unnötige Verdachtsbefunde liefernd.

Eine der wirksameren Vorsorgeuntersuchungen mit relativ wenigen Kollateralschäden ist die Dickdarmspiegelung ab dem 50. Lebensjahr (alle zehn Jahre bei unauffälligem Befund). Sie trägt zu einer Halbierung (Achtung: *relative* Risikoreduktion, nicht absolute!) der Dickdarmkrebssterblichkeit bei. Das heißt aber nicht, dass jeder Zweite profitiert! Dabei müssen aber „nur" 125 Menschen untersucht werden, damit einer dem Tod durch diese häufige Erkrankung entrinnen kann. Dickdarmkrebs ist der dritthäufigste Krebs in der westlichen Welt. Er entsteht oft über viele Jahre über Vorstufen (sog. Polypen), die mit der Dickdarmspiegelung leicht entdeckbar sind und so entfernt werden können. Das gilt aber auch nicht für jeden. Bei älteren, mehrfach kranken Patienten steigt das Komplikationsrisiko einer Darmverletzung, das bei jüngeren und gesünderen Menschen relativ klein ist. Betagte Menschen und jene mit einer Lebenserwartung unter zehn Jahren sollten also von dieser Vorsorgeuntersuchung verschont bleiben. Das Risiko würde hier den Nutzen übersteigen.

Tipp: Fragen Sie ihren Arzt über Treffsicherheit und Nebenwirkungen der Vorsorgeuntersuchung. Geben Sie ihm etwas Zeit, das herauszufinden, denn die objektiven Zahlen und Erkenntnisse darüber sind kein medizinisches Allgemeinwissen. Auch sind Ärzte nicht besonders gut in der Interpretation wissenschaftlicher Statistiken (weil das kaum gelehrt wird). Die beste Vorsorge ist relativ einfach, scheint aber immer schwerer durchsetzbar. Lieber werden aufwendigere, technische und risikoreichere Methoden gesucht, als dass die folgenden Punkte beachtet werden:

- Nicht rauchen
- Zweieinhalb Stunden Bewegung mit mittlerer Intensität pro Woche (Fahrradfahren, Gehen in hügeligem Gelände, Schwimmen, gemütliches Laufen)
- Mediterrane Kost in mäßigen Portionen, Schwerpunkt Obst und Gemüse.

- Kein oder nur moderater Alkoholkonsum (1/8 l Wein für die Frau und 2/8 l Wein für den Mann pro Tag als Maximum, zwei alkoholfreie Tage pro Woche)
- Gelassenheit erlernen
- Dem Geld-, Bedeutungs-, Besitz- und Gesundheitswahn nicht verfallen

Wichtige Vorsorgeuntersuchungen im Überblick

- Ärztliche Ganzkörperuntersuchung mit Betrachtung der Haut und Messung des Blutdrucks bei vermuteten Auffälligkeiten und Risikofaktoren
- Durchführung eines ärztlichen Gesprächs mit Erhebung der Risikofaktoren und Beschwerden
- Abnahme von Blutbefunden, insbesondere Leberfunktionsproben, Nierenfunktionsproben, des Harns, der Blutfette, des Blutbildes und des Blutzuckers ab dem 30. Lebensjahr etwa alle fünf Jahre (wenn keine Auffälligkeiten bestehen). Dies ist allerdings eine Erfahrungsannahme, wissenschaftliche Beweise gibt es dafür bis jetzt nicht.
- Dickdarmspiegelung ab dem 50. Lebensjahr mindestens alle zehn Jahre (ein kürzeres Intervall ist dann notwendig, wenn vorher krankhafte Befunde gefunden wurden)
- Regelmäßiges Abtasten der Brust durch die Frau selbst, regelmäßige Frauenarztbesuche mit Gebärmutterhalsabstrich und Brustbetastung
- HPV-Impfung der Frau (gegen Gebärmutterhalskrebs) vor der Geschlechtsreife (aber auch noch nachher; auch für männliche Jugendliche sinnvoll)
- Hepatitis-B-Impfung für jeden (reduziert das Leberkrebsrisiko)
- Mammografie bei Frauen ab dem 30. Lebensjahr jährlich, bei erhöhtem familiärem Risiko für Brustkrebs

Vorsorgeuntersuchungen mit Einschränkung

■ Mammografie ohne Brustkrebsrisiko in der Familie: alle zwei Jahre zwischen 45. und 69. Lebensjahr (Empfehlung des Österreichischen Gesundheitsministeriums), wenn vom Arzt über die beschränkte Treffsicherheit und die möglichen Kollateralschäden mit der Frau gesprochen wurde. Die Frau muss daher selbst entscheiden.

■ Bei Männern PSA-Screening für Prostatakrebs nur bei erhöhtem familiärem Risiko für Prostatakrebs. Generelles PSA-Screening ist nicht sinnvoll (nur auf Wunsch und bei Aufklärung über mögliche Folgen)!

■ Jährliche Niedrigdosis-Lungen-Computertomografie bei schweren Rauchern. Besser ist es natürlich, das Rauchen zu beenden!

■ Durchführung einer Ultraschalluntersuchung von Herz, Bauch, Becken und Halsgefäßen ab dem 40. Lebensjahr (v. a. bei familiärem Risiko für Herz-Kreislauf- und Krebserkrankungen). Die Wiederholung wird je nach Befund sinnvoll sein (keinesfalls jährlich bei unauffälligem Befund).

■ Jährliche Vorsorgeuntersuchungen von Gesunden dienen mehr der Beruhigung des Patienten und der ökonomischen Unterstützung des Arztes. Ihr medizinischer Nutzen ist nicht belegt!

Sinnlose Vorsorgeuntersuchungen
(nicht selten mit „Kollateralschäden" verbunden)

■ Durchführen von strahlenbelastenden Ganzkörper-Computertomografien oder von Ganzkörper-Magnetresonanztomografien, wie sie als sog. „Manager-Check-Up" angeboten werden. Dies dient nur der Geräteauslastung und Gewinnoptimierung der durchführenden Institutionen (mit möglichen Kollateralschäden, die in keinem Verhältnis zum Nutzen stehen).

■ Die Strahlenbelastung von Computertomografieuntersuchungen ist nicht unerheblich. Bereits ca. 2 % der Krebserkrankungen sind durch (nicht selten unnötige) CT-Untersuchungen bedingt. Denken Sie daran, bevor Sie (leichtfertig) von Ihrem Arzt eine Computertomografie fordern.

■ Die routinemäßige Bestimmung von sogenannten Tumormarkern im Blut ist nicht empfehlenswert. Sie sind unpräzise und verbreiten oft unnötig Angst und Schrecken, wenn diese erhöht sind (was oft nichts bedeutet).

Wirksamer als die meisten Vorsorgeuntersuchungen sind Nikotinverzicht, regelmäßige Bewegung, höchstens moderater Alkoholkonsum, Vorsicht bei Computertomografieuntersuchungen, moderate mediterrane Ernährung und das Streben nach Zufriedenheit. Neid und Missgunst wirken selbstzerstörerisch und verkürzen (vermutlich zu Recht) Ihr Leben. All dies muss unseren Kindern bereits vor der Pubertät mit strukturierten Plänen gelehrt werden, was nebenbei kosteneffizienter und ohne Kollateralschäden wäre.

Fazit: Zur Vorsorgeuntersuchung

■ Der Effekt von Vorsorgeuntersuchungen wird überschätzt (von Ärzten und Patienten).

■ Vorsorgeuntersuchungen können unnötige Diagnostik und Therapien zur Folge haben.

■ Vorsorgeuntersuchungen können dennoch Leben retten und Leid vermindern, müssen aber gezielt und nicht bei allen gleich eingesetzt werden.

■ Fragen Sie vor der Untersuchung nach ihrer Treffsicherheit und dem damit verbundenen Risiko. Dazu erkundigen Sie sich erstens bei Ihrem Hausarzt und zweitens bei einem Spezialisten für das Vorsorgegebiet, aber nicht jenem, der oder dessen Institution die Untersuchung selbst macht.

■ Allerdings: Ärzte kennen sich in der Risikoeinschätzung oft nicht aus, weil nur die wenigsten gelernt haben, statistische Ergebnisse aus wissenschaftlichen Untersuchungen korrekt zu interpretieren.

Das Geheimnis der Hundertjährigen

Die Menschen sind seit dem Altertum auf der Suche nach dem ewigen Leben, nach der ewigen Jugend. Wird die Wissenschaft hier jemals einen Schlüssel finden? Wie nah ist man am Geheimnis des Alterns dran? Der Prozess des Alterns ist komplex. Sehr viele Einflussfaktoren spielen hier eine Rolle. Bekannt ist, dass der Einfluss der Genetik, also unsere Erbmerkmale, eine besondere Rolle spielen, wenn auch nicht die einzige. Genetikern ist es gelungen, etwa 150 Erbgutmerkmale zu identifizieren, die gesunde, hochbetagte Menschen von ihren Mitmenschen unterscheiden. Zwillingsstudien zeigen allerdings, dass der Einfluss der Erbanlagen auf die Langlebigkeit nur etwa 30 % ausmacht. Die Suche nach einem „Methusalem-Gen" ist noch nicht erfolgreich verlaufen.

Eine wichtige Rolle spielen unser Lebensstil, die Umgebung, in der wir leben, aber auch das Glück. Doch die Rolle dieser Lebensumstände ist nur zum Teil geklärt und manchmal widersprüchlich. Klar ist, dass Ernährung, Bewegung und der Lebensstandard eine wichtige Rolle spielen. Jeanne Louise Calment aus Frankreich wurde als bisher ältester Mensch 122 Jahre, 5 Monate und 14 Tage alt. Die Südfranzösin war bis zu ihrem Ende geistig auffallend rege, auch wenn sie schon einige körperliche Gebrechen hatte. Der 120 Jahre alte Japaner Itsumi Shingyo, der mit 105 Jahren und nach 98 Jahren Arbeit in den Ruhestand trat, meinte, man könne nach folgendem Motto alt werden: „Sich keine Sorgen machen und alles der Sonne und Buddha überlassen."

Auf der Insel Okinawa in Japan gibt es besonders viele alte Menschen, welche über 100 Jahre alt und rüstig sich des Lebens freuen. Diese Population war auch Gegenstand der größten und längsten Studie an Hundertjährigen. Diese Bewohner essen relativ wenig Fleisch, aber dafür viel frisches Gemüse, Soja und Fisch. Vor allem ernähren sie sich fett- und kalorienarm. Sie pflegen auch den Brauch „Hara-Hachi-Bu", nämlich nur so viel zu essen, bis man sich zu 80 % satt fühlt. Eine ähnliche Essensweise pflegen auch alte Menschen in Sardinien und im Kaukasus. Die Siebenten-Tags-Adventisten, Mitglieder eine Religionsgemeinschaft in den USA, leben im Durchschnitt acht Jahre länger als andere US-Amerikaner. Auch bei ihnen spielten vegetarische Kost, aber auch ein enger Familienzusammenhalt eine wesentliche Rolle. Manche Menschen verdanken ihr besonders hohes Alter schlicht der Tatsache, dass ihr Tod nicht gemeldet wurde (wie in Griechenland) oder ihr Geburtsdatum nicht bekannt und daher geschätzt wurde.

Ob Menschen tatsächlich so alt wie Methusalem werden können, nämlich 969 Jahre, ist fraglich, auch wenn dies manche Genetiker durchaus für möglich halten. Das Teilungsvermögen unserer Körperzellen ist begrenzt. Nach maximal 40 bis 50 Teilungen ist ihr Teilungspotenzial erschöpft und eine Organregeneration also nicht mehr möglich. Auch schleichen sich mit zunehmendem Alter Fehler in die Reparaturmechanismen von entarteten Zellen ein.

Die Methusaleme haben sich in ihrem Leben einigermaßen viel bewegt, sind jedoch sicher keine Marathonläufer und Fitnessfanatiker. In manchen Fällen stellt man einen regelmäßigen, aber moderaten Konsum an Knoblauch und Rotwein fest. Fast immer jedoch spielen Obst und Gemüse (oft in abgekochtem Zustand) eine Rolle. Tomaten und Kirschen scheinen hier vorteilhaft zu sein.

Als Charaktereigenschaft weisen besonders alte Menschen meist ein hohes Selbstbewusstsein auf. Sie kümmern sich relativ wenig darum, was andere über sie denken. Auch wenn sie fallweise unter

Stress stehen, nehmen sie vieles nicht allzu wichtig und sind fast nie fanatische Anhänger einer Ideologie. Auffallend ist, dass diese Menschen kaum Neid und Missgunst kennen und vor allem anderen keinen Schaden zufügen. Sie sind schon gar nicht kriminell. Offensichtlich entsteht bei einem Verhalten, das anderen Schaden zufügt, gesundheitsschädlicher Stress, der früher oder später Krankheiten verursacht.

Die zuletzt entdeckten Zusammenhänge zwischen Genetik und Epigenetik (Aktivierung oder Stilllegung genetischer Programme durch äußere Einflüsse) sind faszinierend. Denn durch unser Verhalten können wir bewirken, ob Anlagen, die uns in die Wiege gelegt werden, an- oder abgeschaltet werden. Es ist also möglich, durch unseren Lebensstil unsere genetischen Anlagen zu beeinflussen. Aus diesem Grund ist es nicht egal, wie wir leben.

Die durchschnittliche Lebenserwartung in Österreich und Deutschland liegt für einen Mann bei 75 und für die Frau bei 81 Jahren. In Zentraleuropa hat sich die Lebenserwartung in den letzten 100 Jahren fast verdoppelt. Dies haben wir dem soziokulturellen Wandel (Hygiene, Arbeitsbedingungen, Nahrungsmittel, Kühlschränke, Abwasser- und Abfallentsorgung etc.) und dem medizinischen Fortschritt zu verdanken. Bei Letzterem spielen zu 50 % Vorbeugung und zu 50 % neue medizinische Verfahren und Medikamente eine Rolle. Herz-Kreislauf- (45 %), Krebs- (25 %), Lungenerkrankungen, Unfälle und Suizide sind die wesentlichen Todesursachen. Infektionen sind in der westlichen Welt als Todesursache weniger geworden, aber in den Spitälern noch immer eine Herausforderung.

Eine Änderung unseres Lebensstils, gepaart mit einer guten medizinischen Versorgung, lässt eine Steigerung der Lebenserwartung über 90 Jahre erwarten. Die lebensverlängernde Wirkung von Kalorienrestriktion ist durch zahlreiche Tierexperimente gesichert und zeigt sich auch, wie oben angeführt, bei bestimmten Bevölkerungsgruppen, die besonders alt werden.

Die bisher ältesten Menschen wurden knapp über 120 Jahre. Dies scheint auch für die nächsten Jahre ein gewisses Limit des Altwerdens zu sein.

Was bestimmt also das Alter?

Ob wir alt werden oder nicht, hängt also zusammenfassend von Anlage, Lebensstil, Lebensumständen und auch vom Glück ab. Unser Alter wird durch Vererbung, Genetik, Epigenetik (ob und wie unsere Gene an- und abgeschaltet werden), latente Entzündungen, hormonelle Veränderungen und Veränderungen des Stoffwechsels bestimmt.

Ganz wichtig sind auch die Lebensstilfaktoren. Moderate Bewegung, Normalgewicht oder leichtes Übergewicht, Verzicht auf Zigaretten und übermäßigen Alkoholkonsum, aber auch innere Zufriedenheit abseits von Missgunst gegenüber anderen Menschen sind wichtige altersbestimmende Faktoren.

Die innere Zufriedenheit hängt mit Verzichtenkönnen, Akzeptanz des eigenen Schicksals, sinnvollen Aufgaben mit eigener Gestaltungsmöglichkeit, ausreichend sozialen Kontakten und einer intakten Familie zusammen.

Ein gewisser sozialer Status und eine gute medizinische Versorgung beeinflussen diese Umstände positiv. Sehr hohes Einkommen ist allerdings dazu nicht Voraussetzung, vielleicht sogar hinderlich.

Dass auch das Behandeln von Risikofaktoren wie Bluthochdruck und erhöhten Blutfetten im Alter von über 80 Jahren Sinn macht und lebensverlängernd wirkt, haben zahlreiche Untersuchungen ebenfalls bewiesen. So ist rechtzeitige Vorsorge auch für das Altwerden eine gute Voraussetzung.

Was Hundertjährige *nicht* sind:

- ■ Hundertjährige sind keine Asketen, aber auch keine großen Esser.
- ■ Sie sind keine Dauerläufer, aber auch keine Stubenhocker und Nörgler.

- Sie sind keine Neidhammeln und Missgönner.
- Sie sind nicht arm, aber auch keine Millionäre.
- Sie sind keine Vitaminfreaks und auch keine Abstinenzler.
- Sie haben bei günstiger Genetik in allem ihre Mitte gefunden.

Schließlich sollte auch noch die Freiheit zum ungesunden Leben möglich sein. Wir haben Kontrolle und Zwänge genug. Wer sagt, dass langes Leben zwangsläufig erfüllt ist? Sie wissen es selbst am besten, Sie müssen selbst entscheiden.

Der bereits erwähnte Psychiater und Theologe Manfred Lütz drückt dies so aus: „Es gibt Leute, die leben nur noch vorbeugend und sterben dann gesund. Aber auch, wer gesund stirbt, ist definitiv tot. Gesundheit gilt nicht mehr als Gottesgeschenk, sondern wie alles in unserer Gesellschaft als herstellbares Produkt: Und so rennen die Leute durch die Wälder, essen Körner und Schrecklicheres – und sterben dann doch."

Übermedizin bedroht unser Gesundheitssystem

„Chirurgen feuern einen Warnschuss auf deutsche Spitäler ab." Diese Überschrift zierte die Zeitschrift *European Hospital* auf der Titelseite einer rezenten Ausgabe. „Machen Chirurgen ihre Operationen ausschließlich aus medizinischer Notwendigkeit oder forciert ein ökonomischer Hintergrund ihre Entscheidungen?" Diese Frage stellte der Tagungspräsident eines renommierten deutschen Chirurgenkongresses. Er bricht eine Lanze für das alleine an Patienten orientierte Handeln und spricht die Entwicklung an, dass Spitalsmanager durch attraktive Verträge Chirurgen an sich binden, die auch die ökonomische Variante ihres Handwerkes favorisieren.

Das diagnosebezogene Abrechnungssystem, welches in Deutschland im Jahre 2003 (in Österreich 1997) eingeführt wurde, ist eine

Art Pauschaltarif als Abgeltung für einen Krankheitsfall. In Deutschland wurden in den letzten 20 Jahren ein Fünftel aller Spitäler und 150.000 Krankenbetten geschlossen. Im gleichen Zeitraum ging der durchschnittliche Aufenthalt eines Patienten von 14 Tagen auf die Hälfte zurück. Dennoch kämpft jedes vierte Krankenhaus ums ökonomische Überleben, auch in Österreich. Im gleichen Zuge steigt der ökonomische Druck auf medizinische Anbieter. In diesem Spannungsfeld entsteht eine Dauerdiskussion zwischen ökonomischen Notwendigkeiten und ethisch sinnvoller und vertretbarer Medizin. Diese Debatte findet nicht nur in Deutschland und Österreich, sondern in den meisten westlichen Ländern, die sich diese Diskussion überhaupt leisten können, statt.

In dieser Situation entsteht Druck auf die Ärzte, die Patientenzahlen zu erhöhen. Dies hat dazu geführt, dass in Deutschland die Patientenzahlen seit acht Jahren – seit Einführung des leistungsbezogenen Abrechnungssystems – beständig steigen. Auch in Österreich, dem Weltmeisterland des Im-Spital-Liegens, hat sich seither eine 55%ige Patientensteigerung (mit immer kürzeren Spitalsaufenthalten) ergeben. Und es wird häufig die Frage gestellt, ob dieser Zuwachs tatsächlich medizinischen Notwendigkeiten entspricht. Das System passt sich dem Finanzierungsmodell und nicht den medizinischen Notwendigkeiten an. In etwa 50 % aller Chefarztverträge Deutschlands werden Klauseln vereinbart, welche bei Zunahme der Patienten mit einem Bonus honoriert werden. Dies verursacht unethischen Druck auf die Arztpatienten-Beziehung und erschwert zunehmend unabhängiges ärztliches Handeln. Es ist an der Zeit, dass solche Verträge nicht mehr abgeschlossen werden und Ärzten der Rücken für sinnhafte Patientenbehandlung gestärkt wird.

Auch die Abgeltung im System ist bedenklich. Wenn vor allem technische Verfahren und Operationstechniken, von denen noch gar nicht feststeht, ob sie einen Fortschritt bringen, besser honoriert werden als alte, dann verlässt die Medizin den seriösen Pfad des aufmerksamen Beobachtens. Der tägliche Kampf und die Gratwanderung zwischen ökonomischer Effizienz und Patientennutzen bewegt unser Medizinsystem.

„Spitalsbetten als Krankmacher", lautete kürzlich die Headline der seriösen österreichischen Tageszeitung *Die Presse*. Es wurde die Forschungsarbeit des Dissertanten Florian Habersberger zitiert, welcher selbst reichlich Erfahrung in der Spitalsverwaltung gesammelt hatte. Das Ergebnis war für Insider wenig überraschend und bestätigte längst bekannte Entwicklungen aus den USA und Deutschland. Das Besondere dieser Studie war allerdings, dass sie in Österreich durchgeführt wurde, in einem Land, das – wie gesagt – den Weltmeistertitel im Im-Spital-Liegen (261 Spitalsaufenthalte pro 1000 Einwohner und Jahr) innehat. Das zeigt, dass vorhandene Spitalsbetten in Anspruch genommen und mit zum Teil kostentreibendem Aufwand gefüllt werden. Es zeigt die unterschiedlichen „Operationsnotwendigkeiten" auf, je nach Angebot. Es widerspreche jeder Logik, so Habersberger, dass erst die Errichtung eines Akutbettes eine Operation notwendig mache und dass dort, wo Überkapazitäten von Betten aufgebaut wurden, auch besonders eifrig eingewiesen und operiert wird. So gibt es Versorgungsregionen in Österreich, die um fast 30 % höhere Operationsraten haben, weil dort das Angebot „optimiert" wird. Dieses Phänomen ist allerdings schon länger bekannt und wird vom Gesundheitsplaner Gerhard Fülöp als „angebotsinduzierte Nachfrage" bezeichnet.

Welches System der Krankenkostenabrechnung in Österreich auch immer verwendet worden ist (und Ähnliches spielt sich in Deutschland ab), es hat noch nie dazu geführt, dass das Kostenwachstum gebremst werden konnte. Dennoch wird in den Gesundheitssystemen Deutschlands und Österreichs eine ausgezeichnete Versorgung angeboten, von der Patienten in ärmeren Ländern der Welt, aber auch Menschen in den USA (vor allem, wenn sie es sich finanziell nicht leisten können) nur träumen können. Gerade deshalb schmerzt unser systemgesteuertes Überangebot, denn es könnte noch besser und vor allem zielgenauer sein.

Dieses System beschränkt den Gestaltungsfreiraum des Arztes sehr. Der Spitalsarzt kann sich kaum gegen das Finanzierungssystem seiner Krankenanstalt richten, denn das würde die finanziellen Ressourcen reduzieren und letztlich den Patienten schaden (Qualitätsmedizin braucht Personal und hohen Gerätestandard). Der niedergelassene Arzt als Krankenhauszuweiser könnte das (theoretisch) besser steuern. Er wird aber wegen der freien Zugänglichkeit zum System von den Patienten oft umgangen und ist wegen des geltenden Massen- und Abrechnungssystems oft untermotiviert. Den Rest besorgt die Absicherungsmedizin. Daraus leiten sich einige Nachrichten an Gesundheitspolitiker ab. Die gute Nachricht zuerst: Das Gesundheitssystem wäre finanzierbar, auch 9 % des Bruttoinlandsproduktes würden reichen, teure Neuentwicklungen (z. B. in der Krebsmedizin) zu finanzieren. Die schlechte Nachricht ist, dass die erforderlichen Maßnahmen nicht ergriffen werden:

- ▪ Überangebote und Anreize zur Medizin werden aufrechterhalten.
- ▪ Anstatt die Vorbeugung im Schulalter noch vor der Pubertät zu intensivieren (Bewegung, Ernährung, Suchtverhalten) werden kostenintensive Screening-Programme mit wenig Effizienz und wenig Ehrlichkeit als „Gesundmacher" verkauft.
- ▪ Strategien orientieren sich mehr an politischen Machbarkeiten und Einflusssphären als an den Notwendigkeiten für Patienten.
- ▪ Die langfristige Planung einer Regulierung oder Gesundschrumpfung wird nicht durchgeführt, würde aber die irgendwann notwendig werdende „Bereinigung" am Gesundheitsmarkt erträglicher und leichter durchsetzbar machen (als die stattdessen notwendig werdenden „Ho-ruck"-Aktionen).

Das Gesundheitssystem ist, garniert mit ethischen Selbstvorgaben und an Einzelfällen orientierten Totschlagargumenten, ein unregulierter Güterverteiler. Nur wer manch schlicht monetäre Absicht hinter den hehren Argumenten für den dauerhaften Geldbedarf kennt, hat eine Chance, etwas zu verändern. Dazu braucht es allerdings mehr Mut und Kenntnisse, als sie Gesundheitspolitiker derzeit zu haben in der Lage sind.

Zudem sind die Leistungen nicht ausgeglichen verteilt. So könnte durch Regulierung von Überkapazitäten die ebenfalls vorhandene Unterversorgung beseitigt werden (Altenpflege, Dementenbetreuung, Strategien gegen Vereinsamung älterer Mitbürger, fehlende physikalische Therapie- und Rehabilitationskapazitäten zur Wiederherstellung und Aufrechterhaltung der Mobilität älterer Menschen, psychotherapeutische Einrichtungen für Jugendliche, Suchtprävention und Suchtbekämpfung für Heranwachsende, Übernahme von längst zeitgemäßen Leistungen durch die Sozialversicherung).

Absicherungsmedizin. Immer wieder bestellt und bestens untersucht

Medizin kann, wenn sie übertrieben wird, durchaus Schaden verursachen. In den USA wurde von der Ärztevereinigung NPA eine Liste veröffentlicht, die auf unnötige Untersuchungen und Behandlungen hinweist, die nicht nur nutzlos sind, sondern potenziell Folgeschäden (im besten Fall unnötige Verängstigung und zahlreiche Nachuntersuchungen, im schlimmsten Fall Krebsentstehung durch zu viele strahlenbelastende Untersuchungen) verursachen können:
■ Röntgen-, Computertomografie- und Magnetresonanzuntersuchungen bei unkomplizierten Kreuzschmerzen (fast immer werden Abnützungserscheinungen oder Bandscheibenvorwölbungen gefunden, die aber für das Beschwerdebild meist nicht verantwortlich sind; ein wichtiger Teil der Kreuzschmerzen ist seelisch bedingt, trotz Abnützungserscheinungen)

- Wiederholte Blut-, Harn- und EKG-Untersuchungen bei beschwerdefreien Menschen
- Routinemäßige Bestimmung von sog. Tumormarkern bei Gesundenuntersuchungen (bei Tumorpatienten sind sie aber sehr sinnvoll)
- CT-Untersuchungen der Herzkranzgefäße ohne relevante Beschwerden
- Knochendichtemessungen bei Frauen unter 65 und Männern unter 70 Jahren ohne Risikofaktoren

... um nur einige Beispiele zu nennen.

„Wann ist meine nächste Kontrolle?", so lautet manchmal die Frage an den behandelnden Arzt oder „Das müssen wir kurzfristig wieder kontrollieren." die Antwort des Arztes. Diese Frage und diese Antwort mögen in einigen Fällen ihre Berechtigung haben, in vielen Fällen jedoch nicht. Das dauerhafte Wiederbestellen bei Erkrankungen und ständige Nachkontrollen sind selten sinnvoll. Auch bei Krebserkrankungen verfährt man zunehmend dahingehend, dass strenge kurzfristige Nachkontrollen (häufig mit strahlenbelastenden Untersuchungen) reduziert werden. Man hat gelernt, dass dadurch keine entscheidende Beeinflussung der Prognose erzielt werden kann. Zunehmend werden lediglich anlassbedingte Kontrollen, also nur wenn sich beim Patienten Veränderungen und neue Symptome einstellen, durchgeführt.

Noch unsinniger ist es, gesunde Menschen dauerhaft zu kontrollieren. Viel wichtiger ist es, bekannte Risikofaktoren wie Bluthochdruck, erhöhte Blutfette, Rauchen, Bewegungsarmut, Dauerstress und -frust zu eliminieren. Hier sind zwar Kontrollen sinnvoll, allerdings ist auch Eigenverantwortung beim Patienten gefragt. Diesen zum Glück zu zwingen, ohne dass er dafür motiviert ist, ist Geldverschwendung und unfair gegenüber jenen, die dieses Geld im Gesundheitswesen so dringend benötigen.

Tipp: Fragen Sie also Ihren Arzt: Ist diese Kontrolle wirklich notwendig und was bewirkt sie?

Würde ein Drittel der üblichen Kontrollen gestrichen, könnte das dadurch frei werdende Geld für wichtige Entwicklungen in der Medizin und für die Abdeckung von Leistungen herangezogen werden, die Patienten derzeit selbst bezahlen müssen. Doch was steht dem entgegen? Im Wesentlichen sind es drei Dinge:

Zunächst ist es der *ökonomische Gesichtspunkt:* Weil Einzelleistungen beim Arzt (insbesondere die körperliche Untersuchung und das Gespräch) durch gesetzliche Krankenkassen beschämend niedrig honoriert werden, wird auf Quantität gesetzt. Teure Geräte, die angeschafft werden, müssen auch eine entsprechende Auslastung haben, sich also rentieren. Aus diesem Grund werden Ärzte ökonomisch in die Pflicht genommen und zu Erfüllungsgehilfen privatwirtschaftlich denkender Betriebsstrukturen.

Zum anderen ist es die Angst des Arztes, etwas beim Patienten zu übersehen, was ihm dann ein gerichtliches Nachspiel bringen könnte. Das führt zu der nicht ungefährlichen *Absicherungsmedizin.* Aus einer Umfrage unter Ärzten mit risikoreichen Fachgebieten in den USA geht hervor, dass über 90 % Absicherungsmedizin betreiben. Dabei dominiert folgende „Hitliste":

- ■ 60 % verordnen mehr Tests (meist Computertomografien) als medizinisch gerechtfertigt,
- ■ 50 % überweisen an andere Fachärzte ohne Notwendigkeit,
- ■ 30 % verschreiben mehr Medikamente als medizinisch sinnvoll (meist Antibiotika).

Ärzte machen das nicht freiwillig. Sie können ihnen die Ängste zum Teil nehmen (ohne gleich mit Zeitung, Rechtsanwalt und Erschießen zu drohen – was auch Wirkung zeigt).

Ein weiterer Tipp: Steht eine medizinische Entscheidung an, dann fragen Sie Ihren Arzt nicht: „Was würden Sie empfehlen?", sondern: *„Was würden Sie tun, wenn es Ihre Mutter (Ihr Vater, Ihre Frau, Ihr Kind) wäre?"* Sie werden sich wundern, wie unterschiedlich die Antworten ausfallen können! Warum? Weil er seine Entscheidungen in der Familie nicht aus Absicherungsgründen treffen muss. Schönen Gruß an den Rechtsanwalt!

Ein dritter Punkt hat damit zu tun, dass Ärzte *Erkenntnisse aus Studien oft statistisch nicht interpretieren können* und daher falsch und meist übertrieben umsetzen. Klassische Leger sind die Begriffe „Überlebensraten" (statt Sterberaten) und „relative (statt absolute) Risikoreduktionen". Wenn eine schwere Krankheit früher entdeckt wird, hat sie (mit oder ohne Therapie) meist eine längere Überlebensrate, kann aber zur selben Sterberate führen, als wenn sie später entdeckt wird. Dann sind Früherkennungsverfahren fraglich (siehe PSA-Screening). Oder wenn bei einer neuen Therapie eine relative Risikoreduktion von 30 % herauskommt, heißt das noch lange nicht, dass jeder Dritte profitiert. Es könnte genauso nur jeder Tausendste sein. Dann ist die neue Therapie trotz wissenschaftlicher Evidenz ziemlich fraglich. Solche Verwirrungen stellen Ergebnisse deutlich besser dar, als sie es in Wirklichkeit sind. Darauf fallen viele Ärzte herein und verordnen Untersuchungen und Therapien, die nur wenigen etwas bringen. Auch das machen Ärzte nicht absichtlich, sie haben es nur nie gelehrt bekommen. Diese drei Punkte sind Experten als das *SIC-Syndrom* bekannt.

Untermedizin. Thank God it's Friday

Der medizinische Beruf ist stressig geworden. Ob in Krankenhäusern oder Praxen, er fordert den ganzen Menschen. Und wenn das wohlverdiente Wochenende naht, dann kann schon einmal Hochstimmung aufkommen: „Thank God it's Friday!" („Endlich Freitag!"). Das wirft die Frage auf, was ist ab Freitag in unseren Medizintempeln wirklich los und wie sieht's dann an Wochenenden, Feiertagen oder in der Nacht aus? Keine Frage, die medizinische Bestückung ist noch immer weit besser als in den Dritte-Welt-Ländern. Dennoch ist nachts und am Wochenende eine reduzierte Mannschaft tätig. Anders ist der Betrieb nicht möglich, nicht finanzierbar. Es ist sonst nicht möglich, das Arbeitszeitgesetz einzuhalten, das Ärzten vorschreibt, nicht länger als 48 Stunden in der Woche arbeiten zu dürfen (mit geregelten Ausnahmen). Und Wochenenden sind arbeitsrechtlich besonders teuer und daher nur in einem reduzierten Ausmaß bezahlbar. Es gibt zahlreiche Untersuchungen, in denen die Ergebnisse medizinischer Leistungen in Nachtdienst und Wochenenden etwas schlechter ausfallen. Dies hat zweifellos mit der Personalreduktion zu tun.

Ist dies allerdings beängstigend? Nicht wirklich, aber manchmal doch nicht bedeutungslos. Auch eine Operation am Freitag ist etwas anderes, weil ihr ein personalreduziertes Wochenende folgt. Auch hier sind die Ergebnisse nicht besonders schlecht, aber Frühkomplikationen können weniger kompetent behandelt werden.

Oder wie steht der Mond? Viele Menschen werden vom kosmischen Einfluss geleitet, astrologische Deutungen sind seit Jahrtausenden für viele Menschen wichtig. So hat es sich in manchen (Kultur)Kreisen eingebürgert, sich nur bei idealem Mondstand nicht nur die Haare schneiden, sondern auch operieren zu lassen. So soll zunehmender besser als abnehmender Mond sein. Auch wenn es bereits medizinische Untersuchungen zu diesem Sachverhalt gibt und das Ergebnis zeigt, dass keine Unterschiede zu verzeichnen sind, so ist dies für viele Menschen von Bedeutung. Und es ist nicht unbedeutend, ob das Vertrauen nicht nur in einen Menschen, in ein System, sondern auch in eine Zeit und in einen Umstand gegeben ist. Aus diesen Gründen berücksichtigen einfühlsame Mediziner Zeitwünsche für Operationen oder Untersuchungen, auch wenn sie eher esoterisch anmuten.

Fazit:

Zu geplanten medizinischen Eingriffen

■ Wenn bei Ihnen ein Eingriff geplant ist, hinterfragen Sie die Notwendigkeit und fragen Sie nach Alternativen.

■ Unwirsche oder unverständliche Antworten sollten Sie immer veranlassen, eine zweite Meinung einzuholen. Dies gilt allerdings niemals für akut lebensbedrohliche Situationen. Hierbei müssen Sie sich auf die Expertise Ihres behandelnden Arztes verlassen können.

■ Fragen Sie, ob es Alternativen zu geplanten Eingriffen gibt und wie hoch die Dringlichkeit ist, auch wenn Sie Privatpatient sind.

■ Eine zweite Meinung eines Arztes aus einem anderen, aber verwandten Fachbereich kann nicht schaden.

■ Reden Sie offen: „Muss das sein, und was passiert, wenn man das nicht macht?"

Zu Verboten und Drohungen

■ Es macht keinen Sinn, wenn Ärzte nur mehr die Absicherungssprache sprechen, nach dem Motto: „Ich habe es ja gesagt", falls dennoch etwas passiert sein sollte. Das bewirkt (vielleicht) eine rechtliche Absicherung für den Arzt, aber keine Zuversicht beim Patienten. Zuversicht aber ist Lebensqualität. Mangelnde Zuversicht kann auch das Leben verkürzen. Kranke Menschen können mehr tun, als ihnen gewöhnlich von Ärzten zugetraut wird.

Zu Übermedizin

- Nicht jede medizinische Leistung, die angeboten wird, ist sinnvoll und dient der Gesundheit. Wenn ein Drittel der medizinischen Leistungen (allerdings das richtige Drittel) in hochgefahrenen Gesundheitssystemen gestrichen würde, würde sich an Gesundheitszustand und Lebenserwartung der Bevölkerung nichts ändern, aber an manchen Finanzierungs- und Geschäftsmodellen.
- Fragen Sie Ihren Arzt nicht: „Was würden Sie empfehlen?", sondern: „Was würden Sie tun, wenn es Ihre Mutter (Ihr Vater, Ihre Frau, Ihr Kind) wäre?"

III. HERZ- UND KREBS-ERKRANKUNGEN BEDROHEN UNSER LEBEN

Rund um den Herzinfarkt.
Eine Erfolgsstory mit Haken und Ösen

Als im Januar 1812 der bekannte amerikanische Arzt John Warren seinen Artikel *Bemerkungen über die Angina pectoris (Brustenge)* veröffentlichte, war dies der Beginn der Aufmerksamkeit für eine seltsame Erkrankung, die so viele Menschen hinwegraffte. Auch heute noch ist der Herzinfarkt für ca. 30 % aller Todesfälle in der westlichen Welt verantwortlich. Ein Herzinfarkt ist eine Durchblutungsstörung am Herzen, hervorgerufen durch Ablagerungen in jenen Gefäßen, die unser Herz mit Blut und dadurch mit Sauerstoff und Nährstoffen versorgen. Diese Ablagerungen haben eine lange Vorgeschichte und beginnen meist schon im zweiten Lebensjahrzehnt. Je nach genetischer Voraussetzung und dem Vorliegen von bestimmten Risikofaktoren wie Bluthochdruckerkrankung, Blutzuckererkrankung, hohe Cholesterinwerte und Rauchen kann das Ereignis früher oder später eintreten.

Eine Erkrankung, die derart im Interesse der Menschheit steht, erfährt auch eine entsprechende Aufmerksamkeit und so kam es nicht von ungefähr, dass sich Heerscharen von Wissenschaftlern und pharmazeutischen Forschern auf die Spur dieser Gefäßerkrankung machten. Es ist die Erkrankung, die auch an der Wiege des Schlaganfalls steht. Nur dass sich dann alles im Gehirn abspielt.

Um 1950 starben noch mehr als vier von 1000 Menschen an dieser Erkrankung. 60 Jahre später ist es nur mehr einer. Keine andere Erkrankung hat eine dermaßen große Erfolgsstory bei der Reduktion von Todesfällen vorzuweisen. Und dies, obwohl unser Lebensstil nicht gerade gesünder geworden ist. Die wesentlichen Meilensteine für diese Erfolgsstory waren die Einführung von Blutdruck- und Cholesterinvorsorgeprogrammen, die Entwicklung von hochwirksamen blutdruck- und cholesterinsenkenden Medikamenten, die Einführung von Intensivstationen und Defibrillatoren, die Entwicklung von blutverdünnenden Substanzen und schließlich die Durchführung von Bypassoperationen am offenen Herzen sowie das Durchführen von Aufdehnungen von Herzkrankgefäßverengungen im Herzkatheterlabor. Den wesentlichen Erfolg bescherten allerdings blutdruck- und cholesterinsenkende Mittel. Eigentlich ein echter Triumphzug der modernen Pharmatherapie, auch wenn sich zahlreiche Skeptiker um diese Medikamente versammelt haben. Ihre Argumente greifen in Anbetracht der enormen Erfolge viel zu kurz.

Doch manchmal wird über das Ziel hinausgeschossen, wie das folgende Fallbeispiel zeigt.

Frau M. ist 45 Jahre alt, relativ sportlich und normalgewichtig. Ihr Blutdruck ist normal und sie raucht selten einmal eine Zigarette. Sie erwacht plötzlich in der Nacht mit heftigen Schmerzen im Bereich des Brustkorbes und glaubt, ihr Ende sei nahe. Der panisch geweckte Ehegatte alarmiert den Notarzt. Dieser wechselt wenige Worte, verabreicht eine Infusion und fährt mit Blaulicht ins Krankenhaus. Dort werden eine Herzstromkurve (EKG) abgeleitet und Laborwerte angefordert, die unauffällig bleiben. Die Schmerzen befinden sich fast punktgenau über dem Herzen, wenn man auf das Schmerzareal drückt, verstärkt sich die Symptomatik. Frau M. hat Angst um ihr Leben. Ein aufgeregter Arzt und ein heftig insistierender Ehemann tragen nicht gerade zur Beruhigung der Situation bei. Der herbeigeholte Oberarzt hängt eine Schmerzinfusion an und transferiert die Frau auf die nahe Krankenstation. Die Schmerzen klingen nun rasch ab, sie ähneln jenen Beschwerden, die sie vor Jahren etwas tiefer, aber dafür rechtsseitig hatte. Damals hatten die Ärzte von einer blockierten Wirbelsäule gesprochen. Viele Worte werden heutzutage nicht mehr gewechselt. Es erfolgt zunächst eine EKG-Untersuchung unter Belastungsbedingungen. Diese zeigt nicht ganz saubere Verhältnisse, was, so meint der erfahrene Oberarzt, bei Frauen dieses Alters nicht so selten sei.

Da man aber nie weiß, wird nun eine nuklearmedizinische Untersuchung der Herzdurchblutung durchgeführt. Sie ist nicht aufregend, aber auch nicht ganz sauber, sodass man schließlich noch eine Herzkatheteruntersuchung anschließt. Nach dem ersten Schreck durch die Einverständniserklärung, die zahlreiche Komplikationen auflistet, kann die beruhigende Aussage, dass diese selten vorkämen, die Patientin beruhigen. Im Herzkatheterlabor werden ihr die Herzkrankgefäße gezeigt. Es seien keine Unregelmäßigkeiten sichtbar, es bestehe keine Bedrohung. Ist sie nun krank oder nicht, hat dies nun mit den Beschwerden zu tun oder nicht? Liegt eine Bedrohung vor und welche Kontrollen sind in Zukunft notwendig?

Mit diesen Fragen bleibt die Patientin zurück. Zurück bleibt auch eine Strahlenbelastung von etwa 20 mSv (Millisievert), dies entspricht in etwa der Strahlendosis von 100 Lungenröntgen oder der maximal zulässigen jährlichen Strahlenbelastung einer beruflich strahlenexponierten Person. Nicht bedrohlich, aber immerhin bemerkenswert, und wenn es in dieser Dosis in den nächsten Jahren (z. B. durch eine notwendig werdende Computertomografie) so weitergeht, dann wird es möglicherweise bedrohlich. Die Patientin fühlt sich allerdings gut untersucht und ist zufrieden. Übrigens, so empfiehlt es die europäische Kardiologengesellschaft: Die Wahrscheinlichkeit, dass Frau M. ein Problem mit ihrem Herzen hat, liegt bei 14 % (das kann man aufgrund des Alters und der Symptome ausrechnen) und es wird daher keine weitere Herzuntersuchung, schon gar keine Herzkatheteruntersuchung, empfohlen.

Ca. 900.000 Herzkatheteruntersuchungen werden jährlich in Deutschland durchgeführt. Über 300.000 Mal wird eine dabei gefundene Engstelle aufgedehnt und meist mit einem Stent, einer Art medikamentenbeschichtetem Drahtgeflecht, versorgt. Deutschland und Amerika nehmen bei der Anzahl dieser Untersuchungen und Therapien einen absoluten Spitzenplatz ein. Allein in München gibt es gleich viele Herzkatheterlabors wie in ganz Schweden. Auch Österreich und die Schweiz finden sich im Spitzenfeld, kommen aber an Deutschland bei Weitem nicht heran. Hier handelt es sich um ein typisches Beispiel von Überversorgung mit einer an sich durchaus notwendigen und oft segensreichen Methode.

Die Zahl der durchgeführten Herzkatheteruntersuchungen beeinflusst die Zahl der durch Herzerkrankungen ausgelösten Todesfälle ab einem bestimmten Ausmaß nicht mehr.

Zweifellos gibt es aber auch Situationen, bei der die Aufdehnung von verengten Herzkrankgefäßen lebensrettend oder auch zumindest lebensverbessernd wirken kann. Dies ist vor allem bei akuten Herzinfarkten und nicht medikamentös einstellbaren Menschen mit Brustenge der Fall.

Die Aufdehnung von weitgehend beschwerdefreien Engstellen in den Herzkranzgefäßen bringt allerdings nur in seltenen Fällen einen Überlebensvorteil. Diese Botschaft wird allerdings von den Kardiologen unserer Welt nicht so vermittelt. Es ist so ähnlich wie bei Antibiotika: Wer einen Infekt hat, erwartet vom Arzt ein Antibiotikum. Der angstgeplagte Herzpatient ist genauso von der Möglichkeit des Eingriffes in seine Herzkrankgefäße fasziniert und dadurch auch beruhigt. Dies verschleiert jedoch ein wenig die Notwendigkeit, seine Lebensgewohnheiten positiv zu verändern, seine Ernährung zu verbessern, mit dem Rauchen aufzuhören und sein getriebenes Leben in etwas ruhigere Bahnen zu lenken.

Herzerkrankungen und Brustschmerz im Besonderen wirken immer bedrohlich, obwohl die meisten Brustschmerzen nicht vom Herzen ausgehen. Auch ist wenig bekannt, dass ausreichend körperliche Bewegung – systematisch durchgeführt – in vielen Fällen gleich gut oder besser wirkt als eine Aufdehnung der Herzkranzgefäße. In einer anderen Untersuchung konnte belegt werden, dass eine Lebensstilmodifikation mit Yogameditation, vegetarischer Ernährung und regelmäßiger Bewegung zu einer Rückbildung von Herzkrankgefäßverengungen führen kann. Ergo ist es nicht notwendig, sich nur auf Technik und Medikamente zu verlassen. Dies alles soll die Errungenschaften der modernen Medizin in diesem Bereich nicht schmälern. Dennoch werden einfachere Behandlungsmöglichkeiten oft viel zu wenig ausgeschöpft.

„Warum versagen wir bei der Etablierung effektiver Therapien für Herz-Kreislauf-Erkrankungen?", fragte sich der renommierte Kardiologe Salim Yusuf von der *McMaster University* in Hamilton (Kanada) in einem ebenso renommierten Fachblatt kürzlich.

Es gibt erwiesenermaßen *Strategien, die zu wenig eingesetzt werden.* Dazu zählen die simple Erhebung der Risikofaktoren, die Blutverdünnung beim sog. Vorhofflimmern (eine häufige, leicht erkennbare Rhythmusstörung) und die Anwendung von wichtigen Medikamenten (wie Aspirin, Betablockern, sog. ACE-Hemmern und Cholesterinsenkern) nach durchgemachtem Herzinfarkt. Nur 40 % erreichen die empfohlenen (und gut untersuchten) Therapieziele bei Blutdruck- und Fettstoffwechseleinstellungen. 50 % der Betroffenen wissen nicht einmal, dass sie einen hohen Blutdruck haben.

Als *Strategien, die zu häufig eingesetzt werden*, werden die Hormontherapie bei gesunden Frauen nach dem Wechsel, Belastungstests bei Menschen mit niedrigem Risikoprofil und die Aufdehnung von Herzkranzgefäßen bei stabiler Erkrankung genannt. 20 bis 30% der Herzpatienten erhalten *Therapien, die nicht angezeigt (und manchmal auch nicht ungefährlich) sind.* Es gibt also noch viel zu tun, andererseits wird schon zu viel getan. Das richtige Maß fehlt.

Herzerkrankungen. Die Epidemie unserer Zeit

In den Jahren 1970 bis 2000 kam es durch neue Therapien bei Herzerkrankungen zu einem Anstieg der Lebenserwartung um vier Jahre. Durch neue Therapien bei Krebserkrankungen konnte in diesem Zeitraum gerade einmal eine Lebensverlängerung von einem halben Jahr erzielt werden, während bei Lungenerkrankungen kein Lebenszugewinn zu verzeichnen war. Herz-Kreislauf-Erkrankungen führen dennoch deutlich bei den Todesursachen, vor Krebs, Lungenerkrankungen, Infektionen, Unfällen und Suiziden. Trotz zahlreicher Verbesserungen der Lebensumstände und präventiver Maßnahmen sowie neuer medikamentöser Strategien werden Herz-Kreislauf-Erkrankungen in einer älter werdenden Gesellschaft weiterhin die dominierende Rolle spielen. Gegenwärtig werden in Deutschland jährlich etwa 350.000 Menschen mit der Diagnose Herzschwäche aus einer Klinik entlassen. Dies ist somit die häufigste Diagnose und kostet das Gesundheitswesen ca. drei Milliarden Euro jährlich. Die Zahlen für Österreich und die Schweiz liegen bei circa einem Zehntel davon.

Die beschriebenen Verengungen an den Herzkranzgefäßen, aber auch Herzschwäche und Rhythmusstörungen werden den Löwenanteil ausmachen. Gegen all das wurden und werden wirksame Medikamenten entwickelt, die aber von Patienten und Ärzten nicht konsequent genug eingesetzt werden. Wissensmangel spielt dabei die größte Rolle. Sowohl vorbeugend als auch therapeutisch sind dabei regelmäßige Bewegung und die Blutdruckeinstellung Meilensteine.

Risikofaktoren und Risikovorbeugung

Herz-Kreislauf-Erkrankungen sind jährlich für 17 Millionen Todesfälle weltweit verantwortlich. Die Welt-Herz-Föderation glaubt, dass davon 80 % vermeidbar wären. Dazu müssen bei Patienten das individuelle Risikoprofil erfasst und alle beeinflussbaren Risikofaktoren wie Bluthochdruck, Diabetes und erhöhte Blutfettwerte behandelt werden. Auch Bewegungsmangel, Nikotinkonsum, ungesunde und salzreiche Ernährung sowie übermäßiger Alkoholkonsum stehen im Fokus der Risikoprävention. Zudem könnte die Umsetzung von Leitlinien medizinischer Fachgesellschaften bei Ärzten und Patienten wesentliche Beiträge leisten. Das Ziel ist bis 2025 definiert: Reduktion der Todesfälle um 25%. Ein ehrgeiziges, aber erreichbares Ziel.

Bluthochdruck ist weltweit die größte Gefahr für Gesundheit, gefolgt von Rauchen und Alkohol. Zu diesem Fazit kommt die sog. *Global burden of disease study 2010*, eine Studie, die weltweit Veränderungen und Entwicklungen von Krankheiten, Unfällen und Risikofaktoren verfolgt. Laut ihren Ergebnissen starben 2010 weltweit 9,4 Millionen Menschen an den Folgen von Bluthochdruck. Im Jahr 1990 wurden 46,5 Millionen Todesfälle verzeichnet, 20 Jahre später war diese Zahl auf 52,8 Millionen gestiegen. Die Zahl der übertragbaren Erkrankungen (Infektionen) hat in diesem Zeitraum dramatisch abgenommen. Damit hat sich auch die Kindersterblichkeit reduziert. Weltweit ist jeder vierte Tod durch Herzerkrankungen oder Schlaganfälle bedingt. Zu einer Verdoppelung kam es bei den Todesfällen infolge von Diabetes.

Auch wenn die Risikofaktoren in den verschiedenen Regionen der Welt unterschiedlich verteilt sind, so wird dennoch weltweit eine wachsende Belastung für Risikofaktoren registriert, die zu einer Zunahme von Krebs, Herzproblemen und Diabetes führen. Die drei häufigsten Risikofaktoren sind Bluthochdruck, Nikotin- (auch passiv) und Alkoholkonsum. 20 Jahre zuvor waren es noch Untergewicht bei Kindern und Luftverschmutzung durch schädliches Heizmaterial, die zu den weltweit wichtigsten Risikofaktoren zählten. Übergewicht und Fettleibigkeit haben innerhalb von 20 Jahren den Sprung von Platz zehn auf Platz sechs geschafft. Man schätzt, dass mehr als drei Millionen Todesfälle auf Übergewicht zurückzuführen sind. Die Senkung des erhöhten Blutdrucks ist eine der effizientesten Maßnahmen in der Gesundheitsprävention. Hier haben wir in den letzten Jahren ausgezeichnete Medikamente zur Hand bekommen. Dass diese wegen der irritierenden Beipackzettel eher als schädlich als gesundheitsfördernd angesehen werden, bewirkt, dass die meisten Blutdruckpatienten überhaupt nicht oder nicht ausreichend eingestellt werden. Dabei wäre diese Therapie einfach und hoch effizient.

Eine adäquate Blutdruckeinstellung wäre also viel hilfreicher als ständige Gesundheitschecks ohne Konsequenz. Eine systematische Übersicht über 14 untersuchte Studien, welche den Effekt einer jährlichen Gesundheitsuntersuchung überprüften, fanden keinen Einfluss auf die Gesamtsterblichkeit dieser Menschen, insbesondere keine Reduktion in der Krebs- und Herz-Kreislauf-Sterblichkeit. Über 300 Millionen Dollar an Labortests werden allein in den USA jährlich für Gesundenuntersuchungen ausgegeben. Auch einfache Maßnahmen, die die gesundheitsschädlichen Auswirkungen unserer Zeit reduzieren, können effektiv sein. So zeigte eine amerikanische Untersuchung, dass eine täglich 20-minütige Meditation die Gesamtsterblichkeit, die Zahl der Herzinfarkte und Schlaganfälle bei Patienten mit Herzkranzgefäßverengungen reduzieren konnte. Auch die Zahl der notwendigen medizinischen Eingriffe und Spitalsaufenthalte konnte reduziert werden. Denn Meditation reduziert den Blutdruck ähnlich wie die Verabreichung eines blutdrucksenkenden Medikaments.

In einer weltweiten Herzinfarkt-Risikostudie konnten neun Risikofaktoren, verantwortlich für 90 % der Herzinfarkte, gefunden werden. Diese Faktoren benötigen keine hochtechnologischen Untersuchungen oder seltene Blutbefunde. Sie sind bekannt, werden zur Kenntnis genommen und dennoch nicht konsequent genug bekämpft: Rauchen, hohe Blutfette, insbesondere das LDL-Cholesterin, Bluthochdruck, Diabetes, Fettleibigkeit (insbesondere das Bauchfett: bei Frauen ein Bauchumfang von über 90 cm, bei Männern von über 100 cm), niederer psychosozialer Status, reduzierte Einnahme von Früchten und Gemüsen, erhöhte Einnahme von Alkohol und Mangel an regelmäßiger körperlicher Aktivität.

Dies zeigt, dass die Prävention von Herz-Kreislauf-Erkrankungen mit der Beachtung einfacher Prinzipien gut gelingen kann. Damit könnte der Großteil der frühzeitigen Herzinfarkte vermieden werden.

Vom Blitz getroffen

Herr K. ist Lehrer von der Sorte „Ich will mehr wissen" und kann das auch vermitteln. Auch Gesundheit und die Biologie sind immer Thema – ein großes, jetzt noch mehr: „Weil ich mich oft geärgert habe, hatte ich oft Magenbeschwerden. Ich dachte, wenn es mich erwischt, dann muss es der Magen sein. Sind Sie sicher, Herr Doktor, dass es nicht doch Magenkrebs sein kann? Das wäre irgendwie logischer."
Herr K. ist vor drei Monaten an Lungenkrebs erkrankt. Aus heiterem Himmel – wie vom Blitz getroffen, wie er sagt. Die Geschwulst ist inoperabel, hat schon Absiedelungen (Metastasen) gebildet. Nach allem, was man weiß, eine schlechte Prognose: Monate sicher, aber noch Jahre? Er hat selbst im Internet recherchiert und meint: „Da habe ich wohl schlechte Karten." In seinen Augen sieht man Verzweiflung, Unverständnis, Zorn, aber auch die Kraft, zu kämpfen. „Vielleicht ist doch alles ganz anders. Ein Irrtum der Medizin, so genau ist das alles nicht, vielleicht sollte man überhaupt ganz andere Wege gehen, andere Frage stellen – und andere Antworten bekommen. Andererseits macht die Wissenschaft enorme Fortschritte, da liest man von neuen Möglichkeiten in der Krebstherapie, nicht nur alles Chemo und Strahlen, neue Wundermoleküle. Und die anderen Wege zur Heilung: Naturheilmethoden, Homöopathie, Schamanen. Es gibt doch noch mehr zwischen Himmel und Erde. Verdammt, warum gerade ich? Ich habe nie geraucht, niemandem was angetan,

eigentlich nie wirklich und vor allem nicht dauerhaft über die Stränge geschlagen. Schicksal, Vorherbestimmung? Das kann ich kaum glauben. Und wenn schon, das ist maximal ungerecht! 55 Jahre, eine nette Familie, zwei Kinder – so etwas ist eigentlich eine Sauerei. Die Nachricht, die mir heute mein Arzt gebracht hat, war super – ein Lichtblick: Die Chemo hat gut angesprochen, das hat die Computertomografie ergeben. Aber gestern ist der Schlingensief gestorben. Er hat seine Krankheit öffentlich zelebriert – Lungenkrebs so wie ich. Er und seine sicherlich berühmten Ärzte konnten auch nichts ausrichten. Wie soll das mir gelingen?"

Christoph Schlingensief, Künstler, Regisseur, Provokateur, das Enfant terrible der deutschen Kulturszene, berührende und schillernde Figur, starb 48-jährig, zweieinhalb Jahre nach seiner Diagnose, an Lungenkrebs. Er hat ein bemerkenswertes Buch geschrieben, das sich nahezu beschwörend an die modernen Medizinritter wendet. Er beschreibt seine Erkrankung und welche Erkenntnisse er daraus gezogen hat, insbesondere jene über den geradezu ohnmächtigen Autonomieverlust während der meist als fremdbestimmt verstandenen Therapie in modernen Krankenhäusern. So schreibt er: „So viele kranke Menschen leben einsam und zurückgezogen, trauen sich nicht mehr vor die Tür und haben Angst, über ihre Ängste zu sprechen. Ich habe erlebt, wie wichtig es ist, den Geschockten und aus der Bahn Geworfenen zurück ins Leben zu begleiten, ihn in seiner Autonomie als Erkrankter zu stärken, sich zu bemühen, seine Zweifel zu verstehen, ihm zu helfen, seine Ängste auszusprechen und diese – in welcher Form auch immer – zu moderieren. Die Erkrankung vor sich zu stellen, sie von sich selbst von außen zu betrachten – dieser ganzheitliche Blick ist wichtig und hilfreich. Aber viele Mediziner sind zu so einem Blick, der nicht zuletzt ein Akt der Großzügigkeit ist, nicht in der Lage, sei es, weil sie ihn nicht erlernt haben, sei es, weil der Druck unseres Gesundheitssystems ihnen keine Chance lässt. Daher sollte man sich als Erkrankter nicht nur der Medizin ausliefern – auch wenn sie heutzutage immer wieder großartige Erfolge vermelden kann."

Schlingensief empfiehlt Patienten, sich zu beschweren, wenn sie das Gefühl nicht loswerden, fremdbestimmt zu sein: „Der Kranke ist dem System ausgeliefert, weil niemand in diesem System bereit ist, ernsthaft mit ihm zu sprechen. Klar: Diagnose, Prognose, Therapie, es wird beinhart aufgeklärt, aber wirklich miteinander gesprochen wird nicht. Dabei könnte man allein dadurch helfen, dass man mit den Menschen spricht, zu Gedanken animiert oder nach Ängsten und Wünschen fragt."

Warum, so frage ich mich, erlebt dies ein so berühmter extrovertierter Mensch wie Christoph Schlingensief? Da läuft einiges falsch – aber nicht bewusst. Es ist eben der fehlende menschliche Aspekt, die fehlende ganzheitliche Betrachtung der Erkrankung als maximales Bedrohungsbild, die fehlende Einsicht in die unglaublichen seelischen Implikationen, die solch ein Krankheitsbild mit sich bringt.

Warum macht die Diagnose Krebs so unheimlich Angst? Warum leben wir mit Diabetes, Herzinfarkt, Asthma und chronischen Gelenksentzündungen so viel gelassener? Obwohl doch auch diese Erkrankungen oft nicht so harmlos und manchmal sogar gefährlicher ist. Damit ist nur noch die Diagnose „HIV positiv" zu vergleichen, aber auch diese kann man – zumindest bei uns – mittlerweile sehr gut behandeln. Mindestens ein Drittel aller Krebserkrankten kann heute geheilt werden, ein weiteres Drittel bleibt für lange Zeit stabilisiert. Ein Drittel hat allerdings nur mehr einen sehr kurzen, manchmal oft beschwerlichen Lebensweg vor sich.

Zu welcher dieser Kategorien der Krebserkrankte gehört, wissen wir am Anfang seiner Diagnose oft nicht. Sicher haben manche Krebserkrankungen wie Bauchspeicheldrüsenkrebs, Lungenkrebs im inoperablen Stadium oder viele metastasierte, also bereits mit Tochtergeschwülsten versehene Krebserkrankungen eine sehr schlechte

Prognose. Dies sagt die Statistik. Aber das Schicksal des Einzelnen kann auch bei solch schwerwiegenden Fällen allein aus der Diagnose und der Statistik nicht abgeleitet werden.

Unerwartete und unglaubliche Verläufe, die es in großer Zahl gibt, lassen hoffen. Lassen Sie sich niemals die Hoffnung nehmen, falls Sie selbst davon betroffen sind. Vor allem solange noch „Lebenssubstanz" vorhanden ist, der Patient von seinem Tumorleiden also noch nicht ausgezehrt und verbraucht ist, sind noch berechtigte Chancen vorhanden. Einzelfälle halten sich nicht an Statistiken – das ist gut so und gibt so viel Hoffnung.

Wir haben in der modernen Medizin verlernt, dass Tumore einen Wirt, eine Person, auch eine Seele brauchen, in der und mit der sie wohnen. Wir messen feingewebliche Strukturen, biochemische Reaktionen und genetische Veränderungen des Tumorgewebes, worauf unsere modernen Therapien abgestellt sind. Darin werden wir immer besser. Das kann sehr effektiv sein, manchmal (unverständlicherweise) auch nicht. Vielleicht weil wir nur den Tumor und weniger den Menschen behandeln, in dem der Tumor sitzt. Die moderne Onkologie behandelt vor allem die Krankheit Krebs, aber weniger den an Krebs erkrankten Menschen. Es hängt etwas vom Zufall ab, ob der behandelnde Onkologe auch ein einfühlsamer Arzt ist (und die dafür nötige Zeit hat). Dennoch gibt es (trotz des Systemdrucks der Kosten- und Zeitoptimierung) empathische Patientenärzte unter den Onkologen. Der Mensch in seiner sensiblen Ausformung als Träger dieser unheimlichen „Tumormasse" ist also ein zusätzliches, wichtiges Behandlungsziel, das zu erreichen sich lohnt, auch wenn viele unserer nüchternen Tumorforscher davon wenig bis gar nichts halten, obwohl sie zunehmend von einer individualisierten Tumortherapie sprechen. Dabei meinen sie jedoch nicht das Einmalige jeder Persönlichkeit, sondern unterschiedliche Zell- und Signalstrukturen eines Tumors. Eigentlich ein Etikettenschwindel oder eine verspielte Chance – es ist Zeit, auch dafür Strukturen zu schaffen!

Diagnose Krebs: Was tun?

Erste Schritte

Auf diesen Tag in seinem Leben hätte er verzichten können. Auch wenn er schon oft im Freundes- oder erweiterten Bekanntenkreis damit konfrontiert worden ist: Jemandem wird die Diagnose „Krebs" mitgeteilt. Jetzt auch ihm. Wieso ausgerechnet er? Gut, da sind die eine oder andere Zigarette, Sport und Bewegung sind nicht seins und er arbeitet viel – zu viel vielleicht. Aber das tun andere auch, außerdem leben viele ungesünder. Aber 54 Jahre, dreifacher Vater, Krebs – das ist nicht fair. Was ist die Prognose? Ist bald alles aus? Keine andere Krankheit führt dem Betroffenen die Endlichkeit des Lebens so vor Augen. Und dann die Angst: nicht vor dem Tod, aber vor dem Sterben. Vor dem Wie. Auszehrung, Schwäche, Schmerzen, Chemotherapie, Haarverlust – und dazu: Wer wird meine Familie versorgen? Das ist doch alles viel zu früh! Ein Wechselbad zwischen Trauer, Ärger, Hoffnungslosigkeit und Wut verhindert klares Denken. Was ist zu tun?

Einige wichtige Punkte sind hier für Sie zusammengefasst:

- Zum Zeitpunkt der Diagnosemitteilung ist die Wahrnehmung massiv eingeschränkt. Schock und Angst nehmen uns die Chance, zu begreifen. Vieles, was der Arzt sagt, kann nicht wirklich wahrgenommen und schon gar nicht verarbeitet werden. Viele Fragen stellen sich erst allmählich, oft dann, wenn der Arzt schon gegangen ist.

- Suchen Sie sich als Betroffener Ihren engsten Lebensmenschen als erste Zuflucht und teilen Sie ihm alles mit. Ihre Verzweiflung, Ihre Ängste, Ihre Befürchtungen. Weinen Sie, wenn es geht – Sie haben jeden Grund dazu. Gehen Sie an einen Ort der Stille, der Ihnen viel bedeutet. Einen Ort in der Natur, den Sie liebgewonnen haben, eine Kirche vielleicht, wenn Sie gläubig sind.

■ Auch wenn die Welt um Sie zusammenzustürzen droht, glauben Sie: Es gibt Hoffnung und es kommt nie so wie in den schlimmsten Vorstellungen des ersten Augenblicks. Es gibt viele Möglichkeiten und, wenn Sie wollen, viele Engel, die Sie beschützen.

■ Suchen Sie am nächsten Tag mit Ihrem oder Ihren Vertrauensmenschen nochmals den Arzt Ihres Vertrauens auf und fragen Sie, was Sie wissen möchten. Was Sie nicht wissen möchten, fragen Sie nicht.

■ Vermeiden Sie in dieser Situation das Internet, dessen ungefilterte Informationen Ihnen in dieser Situation meist schaden werden. Erst wenn Sie umfassender informiert sind, können Sie sich – wenn überhaupt – daran wagen.

■ Sie werden sehen, es gibt neue Perspektiven, neue Hoffnung und vielleicht sogar einen neuen Sinn, eine neue Chance in Ihrem Leben. Was könnte Ihnen Ihre Krankheit sagen? Was ist Ihre Chance? Dass es sie gibt, die Chancen, davon bin ich überzeugt, genauso wie davon, dass Sie diese Chancen nicht sofort sehen können.

■ Sprechen Sie mit Menschen, die Sie kennen und von denen Sie wissen, dass sie Krebs haben oder hatten. Sie sind durch dieses Stahlbad der Gefühle und manchmal auch der Therapien gegangen und haben es – häufig – gut überstanden.

Wie geht's weiter?

Nachdem die Diagnose „Krebs" mehr oder weniger verkraftet oder akzeptiert wurde, geht es daran, die Zukunft zu planen. Die Zukunft muss heißen: Entfernung des Tumors aus dem Körper oder zumindest seine Eindämmung. Jedenfalls so, dass vielleicht nach vorübergehend beschwerlichen Therapien ein lebenswertes Leben wieder möglich ist. Die Welt ist voll von Krebstherapien, von Gerüchten und Mythen, von Aversionen, Kampfszenarien und sektiererischem Denken. Keine Erkrankung lässt so viele Mythen erblühen, so viele Heilsversprechen erwachen wie die Krebserkrankung. Es ist verständlich, dass sich viele Menschen gegen etablierte Maßnahmen der Schulmedizin wenden, da sie nicht immer glücklich und auch nicht immer erfolgreich agiert und manchmal sogar ziemlich abstoßend wirkt. Das hängt weniger mit ihren Methoden als mit jenen zusammen, die diese anwenden – manchmal auch in Situationen, in denen diese gar nicht notwendig sind.

Dennoch ist es vernünftig, einen kühlen Kopf zu bewahren und sich auf das zu besinnen, was die aktuelle medizinische Entwicklung der letzten 30 Jahre, aber auch in Jahrhunderten von Medizingeschichte an guten Möglichkeiten gebracht hat. Wenn man davon ausgeht, dass in unserer westlichen Welt etwa 20 % aller Todesursachen durch Krebs bedingt sind, aber es in den letzten 30 Jahren gelungen ist, in manchen Bereichen hervorragende Ergebnisse und Heilungen zu erzielen, so ist es keineswegs klug, dieses Erreichte nicht in Anspruch zu nehmen.

Damit ist der zunächst einzuschlagende Weg jener der Schulmedizin, allerdings kritisch hinterfragt und ergänzt durch komplementäre Maßnahmen. Je weniger Erfolg versprechend die schulmedizinische Datenlage bei bestimmten Krebserkrankungen allerdings ist, desto eher treten komplementäre, also zusätzliche und unkonventionelle Therapiemaßnahmen in den Vordergrund. Hier einige Beispiele: Bei einigen Leukämieformen und Lymphdrüsenkrebsarten ist es in den letzten Jahrzehnten gelungen, hervorragende Ergebnisse und Heilungen zu erzielen. Man hat bei diesen systemischen Erkrankungen die Kommunikation der Tumorzellen viel besser zu verstehen gelernt und erforscht. Man konnte hier Wege identifizieren, die manchmal eine sensationelle Eindämmung oder gar Heilung der Tumorerkrankung bringen. Die Krönung dieser Disziplin ist wohl die Knochenmarktransplantation, die es ermöglicht hat, todgeweihte Menschen von ansonsten nur wenige Wochen dauernden Erkrankungen zu heilen. Dennoch gibt es bei anderen Formen von Blutkrebs zwar Fortschritte, aber nur in relativ bescheidenem Ausmaß.

Dickdarmkrebs und besonders der Brustkrebs der Frau sind weitere Beispiele für große Erfolge in der modernen Tumortherapie. Wenn Tumorleiden operierbar sind, so sind diese zu operieren. Darüber besteht heute keinerlei Zweifel, vor allem wenn es möglich ist, den gesamten Tumor zu entfernen, also wenn sich noch keine Absiedlungen, die sog. Metastasen, gebildet haben. Gute Beispiele sind hier lokal beschränkte Krebserkrankungen des Dickdarms, der Haut und in praktisch allen Organen, wenn noch keine Streuung stattgefunden hat. Diese Streuung ist allerdings bei vielen Tumoren schwierig festzustellen, weswegen sich häufig anfänglich operabel erscheinende Lungen- oder Bauchspeicheldrüsentumore als doch nicht geheilt herausstellen können.

Der Herr W. und die Predigt

Wir gehen, wie fast jeden Sonntag, in die Kirche. Aus Gewohnheit, aber auch aus Überzeugung. Eine Dreiviertelstunde über das Leben nachzudenken, über Grundsätze des Zusammenlebens, über Toleranz und viele brennende Fragen ist wirklich keine vergeudete Zeit. Auch Pater R., ein Franziskanerpater, hat uns in seiner Predigt immer noch Anstöße gegeben, uns aufgerüttelt, getröstet und Hoffnung gemacht. Als ich so in mich versunken – ich glaube, ich denke gerade ans Krankenhaus – meine Blicke durch die Bänke schweifen lasse, sehe ich Herrn W. Er begegnete mir vor ziemlich genau einem Jahr das erste Mal in meiner Ordination. Es war einer dieser Momente, mit denen ich mich nie anfreunden werde können. Eine Woche zuvor hatte seine allgemeine Mattigkeit und Kurzatmigkeit eine schreckliche Vermutung hervorgerufen. Nun, nachdem die Gewebsproben von seiner Lungenspiegelung eingelangt waren, war es Gewissheit: Lungenkrebs, Stadium IV, unheilbar. Nun die Befundbesprechung. Drei Jahre war es her, dass er seine Frau mit der gleichen Diagnose verloren hat. Sie hat, wie auch er, nie geraucht. Acht von zehn Lungenkrebspatienten sind Raucher, das weiß ich, zwei eben nicht, beide aus der gleichen Familie.

Pater R. erzählt gerade von den zehn Aussätzigen, die geheilt wurden, und von einem Einzigen, der sich bedankt hat. Plötzlich schweift er vom Thema ab und erinnert daran, dass alle Schicksalsschläge auch etwas Gutes hätten. Da sei etwa die Frau, die vor zwei Jahren ihren Mann verloren hat, die nun im Hospizdienst ist und, wie damals ihrem Mann, vielen Menschen helfen kann. Das habe ihrem Leben neuen Sinn und Halt gegeben. Da sehe ich, wie Herr W. zwei Bänke vor mir in sich zusammensackt und gebeugter als vorher sitzen bleibt. Seine Frau, das Hospiz und nun er. Wie weit ist das Hospiz von ihm entfernt? Erst letzte Woche habe ich ihm erklärt, dass die dritte Chemotherapie endlich angesprochen hätte. Er fühlt sich besser. Doch was ist das für eine Gerechtigkeit im Leben? In ein bis zwei Jahren maximal wird es wohl vorbei sein. Er hat es wirklich nicht verdient. Statistisch betrachtet müsste er schon längst tot sein, er ist bereits deutlich über der durchschnittlichen Lebenserwartung mit dieser Art und diesem Stadium einer Krebserkrankung. Da habe ich schon andere Verläufe gesehen, selbe Krebsart, selbes Stadium, wenige Monate. Keiner ist gleich und manchmal geschehen Wunder, weit weg, immer bei jemand anderem, so scheint es. Doch in letzter Zeit sind mir Fälle untergekommen, wie jener von Herrn W., die sich nicht an das wissenschaftliche Prognoseprogramm halten. Vielleicht ist es gut, wenn jemand glauben kann, vertrauen kann, Tröstungen findet. Menschen, die in ihrer Krankheit Gott verbunden sind oder mit einer übergeordneten Kraft, nennen Sie es kosmische Energie oder das große Ganze, diese Menschen haben – so vermute ich – eine bessere Chance, die Krankheit ohne größere Wunden an ihrer Seele zu überstehen oder sogar an ihr zu wachsen. Allein diese Gedanken helfen mir an diesem Sonntag, Kraft für die nächste Woche zu schöpfen.

Ergänzungen zur Krebstherapie

Die alternativen Krebstherapien sind genauso zahlreich wie die Mythen, die sich um Wunderheilmittel bei Krebsbehandlungen ranken. Kein Mensch der Welt hat nur eine einigermaßen geordnete

Übersicht über alle möglichen alternativen Maßnahmen, die angeboten werden. Es ist daher wichtig, Ordnung in dieses chaotische Angebotssystem zu bringen. Dabei ist es hilfreich, sich auf häufig erprobte und oft über Jahrhunderte praktizierte (und nunmehr seit dem Siegeszug der modernen Medizin in Vergessenheit geratene) Therapien zu konzentrieren.

Bevor wir jedoch in einzelne wirklich Erfolg versprechende Möglichkeiten eintreten, lassen Sie mich drei wesentliche Bausteine erwähnen, ohne die Heilung schwer möglich ist.

Da ist zunächst *der spirituelle Beitrag zur Gesundheit*. Wenn Sie wollen, unser Denken, unsere Seele, unser Glauben, unsere Sichtweise der Welt. Ein großer Schwachpunkt der modernen Medizin ist, dass sie diese Zusammenhänge noch viel zu wenig beachtet, wenngleich mit der Psychoonkologie langsam ein Zweig erwacht, der die seelische und spirituelle Verflechtung schwerer Erkrankungen berücksichtigt. Doch Psychotherapie allein ist noch kein Erfolgsgarant. Ihr Effekt hängt stark davon ab, *wer* sie anwendet. Psychotherapeuten sind so heterogen wie alle Menschen: hervorragend, mittelmäßig oder schlecht, unterstützend oder aber auch belastend. Der beste Psychotherapeut ist eine intakte Familie, Menschen, die dem Tumorpatienten in seiner Krise eng zur Seite stehen, nicht hysterisch, sondern zuwendend und geduldig reagieren und nicht beschuldigend durch die Welt ziehen (gegen Gott, die Welt, die Medizin, die Mitmenschen ...).

Unser analytisches Denken, das bis ins Detail biochemische und molekularbiologische Vorgänge an Zellen erforscht und daraus Strategien ableitet, hat verschleiert, dass unser Denken, unsere Befindlichkeit, unser Empfinden auf so gut wie alle Organsysteme Einfluss nehmen kann. Wie das alles funktioniert, ist selbst den klügsten Gelehrten noch nicht klar. Dennoch haben praktisch alle antiken Heilsysteme diesem Bereich des Heilens eine hervorragende Position eingeräumt. Unser westlich-materialistisches Konsum- und Habgierdenken hat dies weitgehend verdrängt. Erfolg = Geld x Macht. Nur was dann, wenn Heilung nicht mehr auf Geld oder Macht reagiert? Was dann, armer (reicher) Mann (des Westens)? Hier gibt es viele Wege, die aufgezeigt werden können.

Am spirituellsten ist hier sicherlich das alte Indien mit seinem Vedanta (indische Philosophie des höheren Wissens), seinen Gurus und Shishas, seinen Ashrams und Swamis. Auch die christliche, jüdische, islamische oder buddhistische Religion bieten hier Orientierung und Hilfe an. Menschen, deren spirituelle Seite entwickelt ist, ob sie nun einer bestimmten Religion anhängen oder nicht, zeigen im Umgang mit schwerwiegenden Erkrankungen mehr Leichtigkeit und Verständnis, mehr Leidensfähigkeit und wahrscheinlich auch mehr Heilungsmöglichkeiten. Für uns westliche Menschen bedeutet dies bei Krankheit und Leiden, einmal prinzipiell über unseren Lebensweg nachzudenken. Es eröffnet sich eine einmalige, wenn auch bittere Chance, unser Leben, das uns wahrscheinlich krank gemacht hat, zu verändern. Dies hat sicherlich etwas mit dem Verhaftetsein mit materiellen Werten und Besitz, mit Loslassen- und Freuenkönnen zu tun. Ein Krebskranker, dessen Dauerdruck die Erkrankung hervorgebracht hat, ist gut beraten, grundlegend über sein Wertesystem nachzudenken. Je eher es ihm gelingt, eine Konsequenz daraus zu ziehen, desto größer seine Chancen, ein neues und vermutlich wesentlich wertvolleres, wenn auch manchmal kürzeres Dasein zu erleben. Wie weit das Ausmaß oder Radikalität dieser Veränderung führt, kann nur nur derjenige, den es betrifft, selbst bestimmen.

Ein weiterer Meilenstein ist die *Ernährung*. Der Mensch ist, was er isst. Eine banale, aber wahrscheinlich grundlegende Erkenntnis. Dass Krebserkrankungen, aber auch viele andere Erkrankungen mit unserer Ernährungsweise zu tun haben, ist evident. Welche Nahrung für einen Krebskranken jedoch die beste ist, ist sehr umstritten und wissenschaftlich letztlich nicht geklärt. Vom Fasten bis zu einseitigen Diäten, von Aushungern des Krebses bis zum biologischen Eliminieren durch bestimmte Substanzen wird alles angeboten.

Jutta Hübner, Ärztin an der Uni Frankfurt, hat mit ihren Kollegen aus Heidelberg und Kassel gängige Krebsdiäten einer kritischen Bewertung unterzogen. Die Recherche ergab Budwig-Diät, Gerson-Diät, kohlenhydratarme Kost, Krebskur nach Breuß und Makrobiotik als häufigste Krebsdiäten. All diese Diäten haben, wie viele alternative Verfahren, eines gemeinsam: Sie werden häufig angewandt, praktisch alle berichten von hohen Erfolgsraten, aber es fehlen wissenschaftliche Untermauerung und nachvollziehbare Belege. Dennoch haben diese Krebsdiäten v. a. für Patienten mit fortgeschrittenen Tumoren eine hohe Anziehungskraft. Sie sind jedoch nicht ohne Risiko, weil sich zusätzliche Mangelerscheinungen und ein weiterer Gewichtsverlust einstellen können. Dennoch gibt es Hinweise, dass Kalorienrestriktion bei der Behandlung von Krebserkrankungen ein sinnvoller Ansatz sein könnte, da die meisten Tumorzellen von der ständigen Verfügbarkeit von Traubenzucker abhängen. „Krebszellen mögen Zucker, aber noch mehr lieben sie Fett und tierisches Eiweiß", so Ludwig M. Jacobs, der in der *Deutschen Zeitschrift für Onkologie* den aktuellen wissenschaftlichen Stand zu Krebsdiäten vorlegt. Es gibt dazu mittlerweile zahlreiche Laborexperimente, in den USA laufen derzeit Studien über den Nutzen von Kalorienrestriktion bei verschiedenen Tumorerkrankungen. Ergebnisse liegen noch nicht vor. Der *World Cancer Research Fund* und das *American Institute for Cancer Research*, zwei renommierte Krebsforschungsinstitute, kommen zu folgenden Empfehlungen:

■ Seien Sie so schlank wie möglich innerhalb eines normalen Körpergewichts.

■ Seien Sie täglich körperlich aktiv.

■ Essen Sie überwiegend Pflanzenkost mit Schwerpunkt auf Obst, Gemüse und Ballaststoffen aus Vollkornprodukten (raffinierte Mehle und Zucker gelten nicht als Pflanzenkost).

- Essen Sie möglichst unverarbeitetes Getreide und Hülsenfrüchte (Bohnen, Erbsen, Linsen) mit jeder Mahlzeit.
- Reduzieren Sie Fleisch auf maximal 300 g pro Woche.
- Vermeiden Sie komplett verarbeitetes Fleisch (z. B. Wurstwaren).
- Vermeiden Sie einen hohen Fett-, Kochsalz- und Milch(produkte)-konsum.
- Vermeiden Sie Alkohol.

Diese Empfehlungen gelten auch für die Krebs*vorbeugung*! Die ideale Krebsdiät ist nach heutigem Wissen also nicht bekannt. Sie gibt es vermutlich auch nicht. Krebs nur als Ernährungsproblem zu sehen greift viel zu kurz. Die mentale Seite und die gegen den Tumor gerichtete Therapie sind viel entscheidender. Krebs auf einfache Strukturen zu reduzieren wird zwar gerne angenommen, trifft das Problem aber nur marginal. Darum sind davon abgeleitete Strategien fast nie erfolgreich, auch wenn die Legendenbildung immer wieder Gegenteiliges berichtet. Ursachen von Krebs sind mannigfaltig, sie haben mit Genetik, Epigenetik und zu einem wichtigen Teil mit unserer Lebensweise und Befindlichkeit (körperlich und seelisch!) zu tun.

Wann immer man die Ernährung ins Spiel bringt, ist schließlich auch die Bedeutung der *Bewegung* ein großes Thema. Es gilt heute nicht nur in der westlichen Medizin als gesichert, dass körperliche Bewegung, wenn möglich in freier Natur, hilfreich bei Krebserkrankungen ist. Augenblicklich wird dies sogar als effizienter betrachtet als die sogenannte Psychoonkologie, also die psychotherapeutische Führung des Krebspatienten.

Welche Zusatzmaßnahmen können noch empfohlen werden?

Zunächst einmal hängt es davon ab, welche Erfahrungen mit komplementärer Medizin in der Krebstherapie bisher erzielt wurden. Die meisten Erfahrungen besitzt sicherlich die *Traditionell Chinesische*

Medizin, die mit ihrer Pflanzentherapie hier verschiedene Störungs-
muster positiv beeinflussen kann. Dabei können Nebenwirkungen
besser ertragen und Befindlichkeitsstörungen günstig beeinflusst
werden. Möglicherweise kann dadurch eine Lebensverlängerung, in
den meisten Fällen zumindest eine Verbesserung der Lebensqualität erzielt werden.

Ähnliche Wurzeln haben *die Tibetische und die Ayurvedische Medizin,*
die für unsere westliche Denkweise schwerer nachvollziehbar sind,
die aber dennoch mit einigen, vor allem pflanzlichen und minerali-
schen, Medikamenten aus einem reichen Erfahrungsschatz schöpfen können. Die Kombination mehrerer asiatischer Heilsysteme ist
nicht anzuraten, da diese ähnliche Wurzeln, aber verschiedene Zu-
gangswege haben. Aus meiner persönlichen Erfahrung würde ich
die Traditionell Chinesische Medizin aufgrund ihrer jahrhunderte-
langen Erfahrung und guten Dokumentation vorziehen. Dies ist allerdings eine subjektive Einschätzung.

In letzter Zeit auch von ernstzunehmenden Wissenschaftlern beachtet (dennoch konsequent von der universitären Medizin ignoriert, abgelehnt und bekämpft) und von neuen physikalischen
Erkenntnissen untermauert, sind die Möglichkeiten der *Homöopathie* in der Krebstherapie. Auch hier gilt wieder die Voraussetzung:
Nur ausgebildete klassische Homöopathen können diese Methode
sinnvoll einsetzen. Sie ersetzt nicht die Schulmedizin, hilft jedoch,
belastende Therapien wie Chemo- und Strahlentherapie besser zu
vertragen, und kann in jedem Fall palliativ, d. h. leidmindernd, gute
Dienste leisten. Manchmal gelingen unerwartet Heilungen, die
meist als sog. Spontanheilungen bezeichnet werden. Auch die wissenschaftlichen, durch sogenannte kontrollierte Studien belegten
Daten nehmen zu. Es wird jedoch lange dauern, bis diese Therapie-
form erstens (wieder) akzeptiert und zweitens auch präzisiert wird,
denn die Anwendung ist noch immer etwas verschwommen und
häufig von persönlichen Erfahrungen des Homöopathen abhängig.

Doch Krebserkrankte haben diese Zeit zum Warten auf besser untermauerte Ergebnisse oft nicht mehr!

Eine moderne komplementäre Maßnahme ist die sogenannte *orthomolekulare Medizin*, welche vor allem im Bereich des Stoffwechsels, der Vitamine, Mineralstoffe und Spurenelemente, aber auch der Enzyme (Biokatalysatoren) hoffnungsvolle Ansätze zeigt. So werden Vitamininfusionen und Spurenelemente in bestimmten Zusammensetzungen zur Stimulation des Abwehrsystems und zur Bekämpfung von Krebszellen eingesetzt. Auch hier ist noch vieles zu erforschen und manches infrage zu stellen oder – wegen Wirkungslosigkeit – abzulehnen. Einige Erfahrungswerte sind dennoch, weil weitgehend nebenwirkungsfrei, bereits jetzt in Betracht zu ziehen.

Das Konzept der *anthroposophischen Medizin* des österreichischen Arztes Dr. Rudolf Steiner geht mit seinem geisteswissenschaftlichen Ansatz über mechanistisch-biochemische Grundlagen hinaus, ist interessant und wirkt auf wissenschaftlich denkende Mediziner etwas esoterisch. Es wird die Beziehung von Leib, Seele und Geist zu Kräften der Natur und des Kosmos in der individuellen Situation des Patienten berücksichtigt und in die Behandlung miteinbezogen. Der Mensch wird durch vier Wesensglieder (physischer Leib, ätherischer Leib, astralischer Leib und das Ich) charakterisiert. Die anthroposophischen Heilmittel (mineralische, pflanzliche und tierische Substanzen) können in die Wechselwirkung der vier menschlichen Wesensglieder heilend eingreifen. Bewährt hat sich die Misteltherapie als Zusatz zur wissenschaftlichen Medizin oder dort, wo der Einsatz der wissenschaftlichen Medizin keinen Erfolg mehr verspricht oder mehr Nebenwirkungen als Nutzen zu erwarten sind. Die Misteltherapie ist gut untersucht, wobei v. a. die Befindlichkeit von Krebspatienten gebessert werden kann. Lebensverlängerungen sind in Einzelfällen, aber nicht bei größeren Studien beschrieben. Dass der Einsatz der Misteltherapie völlig unwissenschaftlich ist, wird nur von jenen behauptet, die sich nicht damit befasst haben.

Als weiteres Beispiel sei die *Geistheilung* genannt: Die vielen Zugänge zur Beeinflussung unseres Bewusstseins und unserer inneren Heilkraft über spirituelle Praktiken ist Jahrhunderte alt. Wenig wissen wir über kosmische Energien, über Rituale, über spirituelle Praktiken, die unser Denken, unsere Seele beeinflussen und heilend, aber auch zerstörend wirken können. Ein faszinierendes Beispiel sind Schamanen, vor allem aus dem mittelamerikanischen, südamerikanischen und philippinischen Bereich. Ihre rituellen Praktiken, die teils an Zaubertricks erinnern und oft auch solche sind, können manchmal viel bewirken. Es gibt zweifellos Menschen, die mehr erahnen, erfühlen und beeinflussen können, als wir uns dies in unserer mechanistisch-materialistischen Welt vorstellen können. Es ist nicht auszuschließen, dass solche Menschen Zugänge finden, die unser System in Richtung Heilung programmieren können. Darüber wissen wir viel zu wenig, in jedem Fall sollten ein solches System und solche Menschen entsprechend hinterfragt und mit einer Reihe von Informationen zunächst abgecheckt werden.

Eines gilt für die komplementäre Medizin besonders: Sie muss angewendet werden, solange noch Reserven vorhanden sind, solange der Körper nicht ausgezehrt und der Geist noch erreichbar ist. Nur dann kann sie zur Heilung beitragen. Mildern kann sie aber auch in hoffnungslosen Fällen. Mehr zum Thema Alternativmedizin lesen Sie auch im entsprechenden Kapitel dieses Buches.

Internet und Krebs

Der krebskranke Regisseur Christoph Schlingensief schrieb über das Internet: „Fürchterlich! Wenn man diese betroffenen Foren im Internet liest, wird einem ganz schlecht. Da wird man sofort noch schlimmer krank." Daran ist viel Wahres.

Das Internet ist, was Information anbelangt, Segen und Fluch zugleich. Dem (Krebs)Erkrankten dient es als riesiger ungefilterter Informationstopf und führt meist zur Verunsicherung.

Meine persönliche Empfehlung ist: entweder das Internet als Krebserkrankter komplett vermeiden oder nur bestimmte, gut überprüfte seriöse Webseiten zum Thema Krebs befragen. Denn leider werden über das Internet überwiegend negative Nachrichten verbreitet oder viele Krebserkrankte beziehen diese auf ihre persönliche Situation. Ich habe weit weniger Positives als Negatives nach Internetrecherchen meiner Krebspatienten erlebt. Nur wirklich psychisch stabilen Patienten – und wer ist dies schon in dieser Situation – kann ein ungefilterter Zugang zum Internet nicht schaden. Hinweise auf einige brauchbare Internetportale finden Sie im Anhang.

Steve Jobs und der Krebs

Steve Jobs, die schillernde Figur unseres modernen Computerzeitalters, der Guru und Visionär, der Computer pflegeleicht und Handys zum Multimediaerlebnis werden ließ, er, der die Garagenfirma Apple zum wertvollsten Unternehmen der Welt machte, starb nur 56-jährig am 5. Oktober 2011 in Palo Alto an Krebs. Sie werden sagen, ein Schicksal wie viele, nur dass es eine der reichsten Persönlichkeiten des 21. Jahrhunderts, mit allen Möglichkeiten der Welt und der Medizin gesegnet, allzu früh getroffen hat. Doch seine Geschichte hat etwas Besonderes. Steve Jobs, der in der IT-Branche fast alles möglich machen konnte, konnte trotz aller Möglichkeiten seinem Schicksal nicht entkommen. Allerdings wäre dies – mit hoher Wahrscheinlichkeit – doch möglich gewesen.

Hier kommen wir in ein Spannungsfeld, in dem Grenzen und Möglichkeiten unseres Geistes und spiritueller Kräfte ausgelotet werden. Steve Jobs hat einmal gesagt: „Es gefällt mir, an der Schnittstelle von Geisteswissenschaften und Technologie zu leben." Er war zutiefst davon überzeugt, dass seine Gedanken die Welt verändern könnten, und hat das auch bewiesen. Sieht man davon ab, dass er CEO einer der größten und erfolgreichsten Firmen der Welt war, so war Steve Jobs eigentlich kein besonderer Risikokandidat. Er rauchte nicht, ernährte sich überwiegend vegetarisch, bewegte sich relativ viel und versuchte auch seine spirituelle Seite zu pflegen. Jobs wurde von einem Krebs befallen, der in einem frühen Stadium grundsätzlich gute Heilungschancen hat. Als sich der Apple-Chef wegen Verdacht auf Nierensteine untersuchen ließ, fand man zufällig ein Gewächs in der Bauchspeicheldrüse. Es war relativ klein, hatte noch keine Streuungen gebildet und war ein sog. neuroendokriner Tumor. Das ist ein seltener Tumor, der im gesamten Körper vorkommen kann und selten auch die Bauchspeicheldrüse befällt. Diese Art Tumor ist in der Lage, verschiedene Hormone zu bilden, die je nach Lage eine unterschiedliche Symptomatik verursachen. Deswegen wird er häufig um Monate zu spät diagnostiziert. Im Frühstadium aber kann dieser Tumor durch eine Operation vollständig entfernt und geheilt werden. Steve Jobs wusste von den Möglichkeiten der modernen Medizin und lehnte sie dennoch – vorerst – bewusst ab. Er vertraute – gegen den Rat seiner Ärzte – mehr auf die Macht seiner Gedanken, auf spirituelle Heiler und Ernährungsumstellung in Form der sog. Makrobiotik. Doch neun Monate später hatten sich Absiedlungen, sog. Metastasen, in der Leber gebildet und der Tumor war nicht mehr heilbar.

Wie konnte ein so kluger Mann, dem alle Möglichkeiten offenstanden, so handeln, fragen sich viele Menschen. Steve Jobs hoffte, dass es Möglichkeiten geben musste, die weit über die biochemisch-mechanistische Sichtweise unserer etablierten Schulmedizin hinausgehen. Er hat es gewagt und verloren, oder zumindest eine große Chance verspielt. Er musste sich dann (zu spät) allen modernen Möglichkeiten einer Tumortherapie unterziehen, inklusive einer Lebertransplantation wegen Tumorabsiedlungen mit drohendem Leberversagen (was üblicherweise bei einer Leber voller Metastasen wegen Aussichtslosigkeit nicht gemacht wird).

Steve Jobs machte das durch, was starke Persönlichkeiten in so schwierigen medizinischen Situationen empfinden: die Ohnmacht, nicht selbst gestalten zu können, keine Kontrolle zu haben, einfach ausgeliefert zu sein. Obwohl er einer der wenigen Patienten weltweit war, bei denen sämtliche Gene des Tumors aufgeschlüsselt wurden, konnte keine effiziente Therapie gefunden werden, konnte er nicht überleben, weil er den entscheidenden Zeitpunkt versäumt hatte.

Kurt Langbein und die Radieschen von oben

Kurt Langbein ist ein österreichischer Wissenschaftsjournalist, weit über die Grenzen des kleinen Landes bekannt. Einer von der Sorte, der die Finger in die Wunden des Gesundheitssystems legt, einer, der unermüdlich seinen Kampf für Transparenz und Gerechtigkeit ficht und diesen in eindrucksvolle Worte gefasst hat. Er hat mit *Bittere Pillen* einen Medizinbestseller geschrieben, in dem er die Praktiken der Pharmaindustrie, die den Heilungsanspruch hinter die Umsätze stellt, und jener, die ihre Produkte verschreiben (also Ärzte und Apotheker), anprangert. Auch will er den Allmachtsanspruch des medizinischen Establishments hinterfragen und in vernünftige Bahnen lenken. Wenn man ihm via Fernseher in die Augen schaut, so sieht man hier wenig Versöhnliches. Er möchte, wie er gelegentlich schreibt, manche Zustände und deren Protagonisten tanzen sehen. Kurt Langbein ist ein Skeptiker der Medizin. Einer, der nicht nur wissenschaftliche, sondern auch komplementäre, also weniger anerkannte Heilversprechen nicht ungeschoren davonkommen lässt. Nun ist manches irgendwie anders geworden. In seinem Buch *Radieschen von oben* beschreibt Kurt Langbein sein Leben mit Prostatakrebs. Langbein, in dessen familiärem Umfeld Krebserkrankungen häufig sind und bei dem zuvor schon andere Krebsentwicklungen rechtzeitig erkannt und therapiert worden sind, muss das System zwangsläufig aus einem anderen Blickwinkel betrachten. Und er tut dies – seine Ansichten nicht verratend – konsequent und bravourös. Sein Kampf gegen den Krebs war, so wie es aussieht, vorläufig erfolgreich, und ich hoffe, dass dieser Erfolg noch lange oder definitiv anhält. Kurt Langbein ist einer, der überzeugt ist oder sich überzeugen hat lassen, dass die Medizin sog. *magic bullets* (Wunderwaffen) gegen Krankheiten finden kann, speziell gegen Krebs. Etwas abwertend meint er jedoch, dass sich in den letzten 20 Jahren die Heilungsraten nur bei einigen selteneren Krebsarten deutlich verbessern ließen. Er weist die Chirurgen in ihrem Erfolgsglauben zurück und hebt hervor, dass rund 90 % der Krebspatienten, bei denen mehr als eine kleine Lokaloperation des Tumors erforderlich ist, innerhalb von fünf Jahren sterben würden.

Obwohl diese Prognose zu pessimistisch ist, stellt er die Defizite der modernen Medizin weitgehend richtig dar. Bei seiner Suche nach wirksamen Maßnahmen gegen den unfreundlichen Bewohner, der sich in seiner Prostata eingenistet hat, betont er den wichtigen Aspekt der Psyche und komplementärer Maßnahmen. Er schreibt in seinem Buch: „Ich habe gelernt, dass bei Krebs jene Mediziner, die ganzheitliche Ansätze verfolgen, die also moderne Schulmedizin, Psychologie und alternative Methoden auf eine intelligente Art verknüpfen, offenbar überdurchschnittlich erfolgreich sind." Er berichtet über einen deutschen Mediziner, der ihm vernünftig erklärt habe, wie er je nach Typ des Krankheitsgeschehens und Neigung der Patienten, für jeden einen eigenen Mix aus Chemie, Psychologie und allerlei Nebenwerk zusammenstellt. Der Journalist hat den bekannten Arzt besucht, weil in seiner Klinik auffällig viele Patienten, die von seinen Kollegen schon aufgegeben worden waren, wieder gesund geworden sind. „Er war kein Esoteriker, schulmedizinische Verfahren kannte er genau und sie waren ihm wichtig, aber er machte keinen Hehl daraus, dass er um ihre Begrenztheit wusste. Er kannte auch die Schwächen der vielen alternativmedizinischen Methoden und kritisierte, dass es für den Nachweis ihrer Wirksamkeit so wenige seriöse Studien gab. Und er distanzierte sich von den Heilslehren, die vorgaben mit Nahrungskarenz und Vitaminen oder anderem Unsinn Schwerkranke gesund zu machen. Kein einziges Verfahren allein, so sein Leitsatz, kann den Krebs besiegen. Aber klug gebündelte Maßnahmen aus verschiedenen Ansätzen können den Organismus darin unterstützen, die Krankheit zu stoppen oder sogar zurückzubilden."

Diese von Langbein publizierte Meinung des erfahrenen Krebsarztes kann ich aus meiner Erfahrung heraus nur doppelt unterstreichen und bestätigen. Tatsächlich haben wir *magic bullets* nicht gefunden und wir werden sie vermutlich auch nicht so schnell finden. Aber stetig kleine oder manchmal größere Schritte, diese Erkrankung in unser Leben zu integrieren, wie eine Schuppenflechte, chronische Schwerhörigkeit oder eine Kniegelenksarthrose – lästig, aber nicht lebensbedrohlich –, werden zunehmend besser möglich. Vielleicht gelingt es sogar einmal, diese Erkrankung ähnlich zu ertragen wie viele chronische Wehwehchen, mit denen man leben lernt. Davon bin ich überzeugt, doch die Therapie wird immer auch eine individuelle sein müssen. Denn auch wenn die biochemischen und molekularbiologischen Voraussetzungen der Tumorbildung immer besser definierbar werden, die Persönlichkeit des Kranken mit ihrer Geschichte, mit ihrem Wesen und Fühlen werden auch neue Antikrebsstrategien nicht gut erreichen können. Sehr wohl aber den genetischen Fingerabdruck des Tumors, für den sie eine geeignete Strategie finden werden. Doch dann ist immer noch viel zu tun. Denn rein gewebebasiert denkende Schulmediziner bemühen sich zwar redlich, lassen aber einige Chancen auf ihrem Wege liegen. Am Ende werden wir definitiv trotzdem nicht überleben, was auch immer wir finden. Das Leben wird endlich bleiben und so ist es auch Trost für den Krebserkrankten, wenn er weiß, dass er sich unter Menschen mit gleichem Schicksal befindet.

Fazit: Zur Krebstherapie

■ Die Therapiekonzepte der wissenschaftlich fundierten Medizin bilden die Basis einer erfolgreichen Krebstherapie, wenn die Grenzen des Sinnvollen eingehalten werden. Bei Chemo-, Strahlen- und modernen zielgerichteten Therapien sollte der potenzielle Nutzen (Lebensverlängerung und Lebensqualitätsverbesserung) gegen die stattfindenden Nebenwirkungen (Lebensqualitätsverschlechterung) abgewogen werden. Fragen Sie danach!

- Überwiegend ausgewogene Ernährung auf verstärkt pflanzlicher Basis, ausreichend Bewegung in gesunder Natur und spirituelles Gleichgewicht sind eine gute Voraussetzung zum Überleben (bei Krebs *und* generell).
- Seriöse komplementärmedizinische Therapieergänzungen sind sinnvoll und bieten zusätzliche Chancen. In diesem Umfeld ist aber viel Scharlatanerie zu Hause. Fragen Sie nach der Ausbildung des Komplementärmediziners.
- Die Fragen „Was in meinem Leben könnte mit meiner Krebserkrankung zu tun haben?" und v. a. „Was muss ich demnach ändern?" sind jedenfalls zu stellen und bieten entscheidende Therapieansätze.
- Vergessen Sie die mittleren Lebenserwartungen bei Krebserkrankungen und angeblich überzeugende Informationen aus dem Internet, denn es kann bei Ihnen ganz anders, viel besser laufen.

IV. KOMPLEMENTÄR-MEDIZIN ALS HOFFNUNGSSCHIMMER. MÖGLICHKEITEN UND GRENZEN

Seltsame und nützliche Alternativen zur etablierten Medizin

Es war ein schöner Geburtstag. Sie war soeben 47 Jahre alt geworden. Doch vor zwei Jahren hatte sich ein Schatten auf ihr Leben gelegt. Ganz plötzlich, unerwartet. Eine eigenartige Enge in ihrem Brustkorb und die Übelkeit waren ungewöhnlich. Ihr Gatte, eher ein ängstlicher Typ, drängte sie zu einer ärztlichen Untersuchung. Was sollte ihr schon fehlen, meinte Frau S., die nur wenige Risikofaktoren aufwies. Vielleicht etwas viel Stress und auch Demütigungen in letzter Zeit, aber das sollte man schon aushalten. Gut, der Blutdruck war angeblich erhöht, gelegentlich eine Zigarette, sonst nichts. Eigentlich hatte sie recht, denn in diesem Alter ist bei einer Frau ein schlimmeres Problem eher selten. Da sie aber diese bleierne Müdigkeit, Schwere und Übelkeit in sich spürte, die nicht aufhörte, fuhr sie ins nahe Krankenhaus. Die Ärzte reagierten schnell. Ein diagnostisch schwer erkennbarer Herzinfarkt wurde erkannt und rasch behandelt. Das Blutgerinnsel in der Herzkranzader wurde entfernt und die Engstelle mit einer Gefäßstütze (Stent) geschient. Die Frau erholte sich gut, bald war sie zurück an ihrem Arbeitsplatz. Nur eine kleine Narbe im Herzen ist geblieben.

Für ihren 47. Geburtstag hatten sich ihre Freunde etwas Besonderes einfallen lassen. Sie hatten von einer Frau gehört, die mit den Kräften der Natur und des Lichtes Wunderbares machen könnte und schenkten dem Geburtstagskind die Wunderbehandlung. Es gingt ihr zwar nicht schlecht, aber schaden könnte es wohl nicht. Außerdem würde ihr die ansonsten sehr teure Behandlung bezahlt. Die Behandlerin Frau W. war keine Ärztin, aber eine liebevolle und charismatische Frau, sicherlich zutiefst überzeugt von ihrer Tätigkeit. Sie empfahl Frau S., ihre Medikamente, die sie seit weniger als einem Jahr nahm, durch angeblich natürliche, nebenwirkungsfreie zu ersetzen. Wer möchte das nicht? Doch Frau S. wandte sich vorab an ihren Herzspezialisten, dem sie doch etwas mehr vertraute. Daraus entstand ein Briefwechsel. Der Kardiologe war ob der wohlgemeinten Aktivität der alternativen Heilerin erbost:

Sehr geehrte Frau W.

Vor Kurzem haben Sie eine Patientin beraten, welche einen Herzinfarkt durchgemacht hat. Sie haben ihr (nach Auspendeln der Medikamente) empfohlen, die Präparate Plavix und Thrombo ASS abzusetzen und diese durch Ginkgo und Wobenzym zu ersetzen. Da die Befolgung dieses Ratschlags eine potenziell lebensbedrohliche Situation heraufbeschwören könnte, bin ich verpflichtet, Ihnen zum Schutze unserer Patienten zu schreiben.

Ich glaube, dass es weder in Ihrer Kompetenz noch in Ihrem Wissen steht, solche Ratschläge zu erteilen. Aus wissenschaftlichen Untersuchungen ist es gut etabliert, dass gerade diese zwei Medikamente nach einem Herzinfarkt essenziell sind. Das Absetzen dieser Medikamente hat bei anderen Patienten bereits zu schweren Reinfarkten (neuerlichen Herzinfarkten) geführt, die mit einer Sterblichkeit von ca. 40 % behaftet sind. Andererseits hat die konsequente Anwendung laut wissenschaftlich gesicherten Daten die Sterblichkeit von Patienten mit Herz-Kreislauf-Erkrankungen in den letzten Jahren halbiert!

Ich darf Sie daher sehr höflich ersuchen, derartige inkompetente Ratschläge nicht an organisch kranke Menschen weiterzuleiten, unabhängig davon, dass dies ein strafbarer Tatbestand ist. Ich bitte Sie, alles zu unternehmen, Menschen, die bei Ihnen Zuflucht suchen, nicht nur

nach bestem Wissen und Gewissen, sondern auch auf dem Boden eta-
blierter Erkenntnisse zu beraten.

Mit freundlichen Grüßen
P. K.

Die Heilerin äußerte daraufhin Betroffenheit und Bestürzung. Sie lobte die von ihr entwickelten Lichtenergiegeräte, welche Lichtquanten und Informationen ständig erzeugen und potenzieren und somit ins Chaos gestürzte Körperzellen regenerieren würden, mit dem Hinweis auf wissenschaftliche Erkenntnisse und ihr segensreiches Wirken für die kranken Menschen. Allerdings waren die Behandlungskosten für den Normalverbraucher kaum leistbar, dennoch (oder gerade deshalb?) gab es zahlreiche begeisterte Anhänger, die offenbar über genügend Geld verfügten.

Wenn man der geschäftstüchtigen und vielleicht auch wissenschaftlich interessierten Dame dennoch Redlichkeit in ihrem Bemühen zugute hält, so darf der (gesundheitliche) Schaden nicht den potenziellen Nutzen übersteigen. So antwortete der Kardiologe:

Sehr geehrte Frau W.

Haben Sie vielen Dank für Ihren engagierten Brief, den ich respektvoll zur Kenntnis nehme. Erlauben Sie mir einige Gedanken und Klarstellungen: Wenn Betroffenheit und Bestürzung bei Ihnen ausgelöst wurden, wie wäre es für unsere Patientin gewesen, wenn Sie – Ihrem gutgemeinten Ratschlag folgend – neuerlich einen Herzinfarkt erlitten hätte? Übrigens hatte ich am selben Tag, an dem unsere Patientin bei mir ratsuchend vorstellig wurde, einen Patienten mit lebensbedrohenden Rezidiv-Herzinfarkt auf der Intensivstation zu behandeln. Ursache: Ein Kollege, der bei ihm eine Operation vornehmen wollte, hat wegen der Blutungsangst das Präparat Plavix ohne Rücksprache abgesetzt. Obwohl dies ein plausibler Grund war, hatte dies weitreichende Folgen: Die Herzkranzgefäße des Patienten verengten sich wieder. Wir konnten mit Mühe größeren Schaden abwenden. Solche Fälle sind in der Literatur zahlreich dokumentiert. Für Ginkgo und Wobenzym wurden auch Studien gemacht. Sie waren nicht ausreichend, um einen Nutzen für die Indikation Herzinfarkt nachzuweisen. Auch das sollte man wissen, wenn man Empfehlungen ausspricht.

„Primum nil nocere" (in erster Linie nicht schaden), riet schon Scribonius Largus, Hofarzt des Kaisers Tiberius Claudius Nero, rund 50 n. Chr. seinen Berufskollegen und formulierte damit einen zeitlosen ethischen Grundsatz des ärztlichen Handelns. Der sollte für jeden gelten, dem sich Menschen in ihrer Krankheit anvertrauen. Dazu gehört auch ständiges kritisches Beobachten unserer Aktivitäten. Gefahr entsteht meist, wenn Absolutansprüche an ein Heilsystem diese Kritikfähigkeit verblassen lassen.

Auch unsere moderne Medizin hat Fehler gemacht und macht sie immer noch. Aber kritisches Hinterfragen und kontrollierte Wirksamkeitsuntersuchungen haben diese Fehler reduziert. Wir befinden uns nun auf einem besseren Weg, wenngleich Geltungsstreben und Profitgier dem oft entgegenstehen. Das gilt für die wissenschaftliche Medizin genauso wie für alternative Methoden. Ich habe großen Respekt vor Menschen, die ehrlich neue Wege suchen, auch wenn sie großer Kritik ausgesetzt sind. Diese Arbeit schließt allerdings ein, dass die gefundene Methode sich objektiven Prüfungen stellen muss, die subjektives Wunschdenken und selektive Wahrnehmung ausschließen. Viele möchten diesen Weg allerdings nicht gehen, weil sich herausstellen könnte, dass das mühsam erstellte Gebäude zusammenbricht oder – im günstigeren Falle – verändert werden muss.

Wir wissen auch, dass so gut wie jede alternative Methode ihre „Fans" gewinnt, und dies umso mehr, je charismatischer sie vertreten wird, je absoluter ihr Anspruch ist und je zahlreicher ihre Feindbilder sind (Schulmedizin, Pharmaindustrie, Profitgier von Ärzten etc.). Allzu leicht glauben die Ausübenden solcher Methoden unkritisch ihrem Handeln, weil von ihrer selektierten Klientel natürlich über Besserungen und Heilungen berichtet wird. Das mag manchmal durchaus stimmen, weil das Selbstheilungspotenzial des Menschen unglaublich groß ist und solche Methoden es manchmal positiv erreichen können. Ich habe aber wegen Ablehnung etablierter Therapiekonzepte schon viele Menschen oft unter großem Leid sterben gesehen, was manch-

mal leicht abwendbar gewesen wäre. Einer der (kommerziell) erfolg-
reichsten Heiler mit Zuspruch weit über die Grenzen unseres Landes
hinaus gibt unter Insidern unumwunden zu: „Wenn die Patienten an
den Schwindel (der übrigens schon mehrfach aufgedeckt wurde) glau-
ben, kann man ihnen nur so helfen." Wohlgemerkt möchte ich Ihre
Methode, von der ich ebenso wenig verstehe wie vermutlich Sie von
medizinisch gesicherten Daten, nicht in diese Ecke stellen. Dennoch
erfüllt mich Ihr Handeln, das empfiehlt, gesicherte Wege zu verlassen,
mit großer Sorge. Ich habe es mir zum Ziel gesetzt, „nil nocere" zu le-
ben und dafür einzustehen. Ihre Wege stören mich ansonsten über-
haupt nicht und ich möchte Ihnen neidlos viel Erfolg wünschen. Wenn
Sie Menschen Leid nehmen können, soll mir das sehr recht sein. Aber
ständiges Bemühen, Respekt vor unseren vermeintlichen oder tatsäch-
lichen Fähigkeiten, kritisches Hinterfragen und Ehrlichkeit können
uns alle und vor allem die uns anvertrauten Menschen ein gutes Stück
weiterbringen. Das wünsche ich Ihnen und mir.

Mit freundlichen Grüßen
P. K.

Brauchen wir alternative oder komplementäre Medizin?

Ist alternative oder komplementäre Medizin wirksamer oder besser
als etablierte Schulmedizin? Zunächst einmal ist das, was wir heute
als Schulmedizin bezeichnen, eine Erfolgsstory. Dass die Sterblichkeit an Herzinfarkt in den letzten 20 Jahren halbiert werden konnte,
dass 60 % aller Krebserkrankten nunmehr ein langes Leben vor sich
haben und mindestens ein Drittel davon geheilt wird, war vor 30
Jahren noch undenkbar. Die Sterblichkeit an Infektionserkrankun-
gen hat sich drastisch reduziert, die Lebensdauer der Menschen sich
in nur 100 Jahren verdoppelt. Das hat es über die vielen Jahrtau-
sende der Menschheit noch nie gegeben. Natürlich haben sich, wie
bereits erläutert, die sozialen Bedingungen verbessert, auch Abwas-

serentsorgung und Kühlschränke waren wichtige Meilensteine für diese Errungenschaft. Doch nun scheint es, dass wir uns gegen das, was uns geholfen hat, wenden und die Medizin selbst zur Krankheit stilisieren. In diesem Umfeld wächst unser Wunsch, weg von etablierten Pfaden zurück zum „Natürlichen" und „Ganzheitlichen" zu gehen. Das klingt gut, ist es das aber auch?

Moderne Medizin fordert den wissenschaftlichen Nachweis durch Studien. Das ist verständlich und gut so. Alles andere allerdings wird nicht akzeptiert. Erfahrung ohne Nachweis zählt nicht. Das kann man so halten, wenn man glaubt, dass Medizin reine Wissenschaft ist. Das stimmt aber so nicht. Medizin ist mehr. Sie ist eine Kunst, die sich (manchmal) naturwissenschaftlicher Methoden bedient. Doch die wissenschaftliche Medizin steht vor einem Dilemma: Viele Menschen kämpfen mit Beschwerden, die für die Schulmedizin keinen echten Krankheitswert haben. Herzstromkurve normal, Computertomografie normal, Labor normal. Doch dem Patienten geht es nicht gut. Soll man all diese Patienten psychotherapeutisch oder mit Psychopharmaka behandeln? Der Schulmedizin fehlt trotz ihrer Erfolge noch immer einiges an Werkzeug für die Behandlung von chronischen Erkrankungen, von bestimmten Krebsarten, Depressionen, Demenz und Allergien, auch wenn es schon einige Fortschritte gegeben hat, von denen aber beileibe nicht alle profitieren können.

Was tun, wenn manche Therapien eine Gratwanderung zwischen Heilung und Gesundheitsgefährdung sind?

Wir sollten uns an Zeiten erinnern, in denen die Möglichkeiten der Schulmedizin noch nicht gegeben waren. Damals sind manche vernünftige Heilkonzepte entstanden, die auch wirksam waren. Soll man diese pauschal ablehnen?
Es ist dennoch notwendig, Nachweise zu fordern, sonst ufert die Sache aus. Der Mensch kann dann nicht mehr unterscheiden, was

Wissenschaft, Religion, Fanatismus, Selbstzweck, Geschäftemacherei oder ehrliches Bemühen um die Gesundheit ist.

Ich möchte Ihnen zeigen, was aus der Alternativ- oder Komplementärmedizin mit hoher Wahrscheinlichkeit sinnvoll ist. Dabei bewege ich mich aus schulmedizinischer Sicht bewusst auf Abwegen. Es ist provokant, nur teilweise abgesichert, aber bewusst herausfordernd formuliert. *Denn solange die Schulmedizin alternative Heilkonzepte pauschal verdammt, hat Scharlatanerie Hochkonjunktur.* Zu dieser Pauschalverdammung gibt es, wie Sie sehen werden, keinen Grund. Dennoch natürlich ausreichend Grund zur Skepsis.

Ein wesentliches Problem alternativer Verfahren ist die Gefahr, dass bestehende Krankheiten nicht durch wesentlich wirksamere Therapien der sog. Schulmedizin behandelt werden. Immer dann, wenn Behandler wissenschaftlich etablierte Methoden ablehnen, ist Gefahr in Verzug! Auch an sich harmlose Therapien können so zur Gefahr werden. Vor jeder Therapie muss eine saubere, mit den Methoden der modernen Medizin durchgeführte Diagnose stehen. Alternative Methoden, falls sie ausreichend lange beobachtet und zumindest durch zahlreiche Fallbeobachtungen dokumentiert und belegt sind, sollten eher zusätzlich (also komplementär) statt alternativ eingesetzt werden. Der Nachweis muss also entweder durch Studien oder zumindest durch zahlreiche gut dokumentierte Einzelfälle gegeben sein.

Die wesentlichen Unterschiede zwischen moderner, wissenschaftlich geprägter Medizin und seriösen komplementärmedizinischen Methoden liegt in der Erfassung von Vorgeschichte und Befindlichkeit der Patienten. Wir wissen, dass bei akuten Leidenszuständen oft rasche und zielgerichtete Hilfe mit modernen wissenschaftlichen Methoden möglich ist, bei manchen chronischen Leidenszuständen aber ein oft unbefriedigendes Fortschleppen der Therapie geschieht. Obwohl unsere alten Lehrer noch Wert darauf gelegt haben, eine ausführliche Patientenbefragung über den Hergang der Beschwerden, die soziale Situation, die familiäre Vorgeschichte und die besondere Erlebniswelt der Patienten durchzuführen, ist dies im modernen Medizingeschehen weitgehend in den Hintergrund getreten. Wenn ein Arzt 100 Patienten am Tag behandeln muss, bleibt kaum Raum für viele Worte. So ist es geradezu logisch geworden, dass wir unsere detailgenauen Diagnoseinstrumente einsetzen. Sie arbeiten rasch und meist objektiv. Wir erhalten genaue Auskünfte über Strukturen in unserem Körper und ob diese verändert sind. Manchmal untersuchen wir Gewebsproben und können weitere Details erkennen. Allerdings gelingt es bei Weitem nicht immer, durch diese Informationen die tatsächliche Herkunft einer Erkrankung herauszufinden, denn die familiäre und persönliche Vorgeschichte (als ganz wesentliche Voraussetzung für die Entwicklung von Krankheiten) und die individuelle Befindlichkeit können weder mikroskopisch noch schnitttechnisch dargestellt werden. Die Erkenntnis, dass die Vorgeschichte und die persönliche menschliche Prägung wesentliche Punkte bei Krankheitsentwicklungen darstellen, kommt dem Arzt im technisch geprägten Medizingeschehen oft spät, denn sie benötigt viel Erfahrung und Reifung.

Schwierige, chronische Fälle mit einem gerüttelten Maß an „seelischer Begleitmusik" werden moderne Schulmediziner seltener in der Lage sein zu lösen, denn dazu braucht es Medizinsysteme, die auch in der Lage sind, die besondere Prägung des Menschen zu berücksichtigen. Das kann die wissenschaftlich-analytisch ausgerichtete Medizin an unseren Universitäten und Spitälern allerdings nur ansatzweise leisten.

Ich selbst bin zu dieser Erkenntnis durch kritische Hinterfragung der Behandlung meiner Patienten und durch Behandlung von eigenen Familienmitgliedern gekommen. Dies hat mich dazu veranlasst,

Medizinsysteme zu suchen, die diesem Anspruch besser gerecht werden, und ich habe diese, ohne Anspruch auf Vollständigkeit zu erheben, in der TCM (Traditionell Chinesische Medizin) und der Homöopathie gefunden. Ich bin kein Homöopath oder TCM-Mediziner im landläufigen Sinne. Mein Beruf ist die „Schulmedizin". Aber Interessengebiete, denen ich viel Zeit widme, sind eben Homöopathie und TCM. Letztgenannte Medizinrichtungen sind nicht in der Lage, die wissenschaftlich orientierte Medizin unserer Tage zu ersetzen, aber sie dort zu ergänzen, wo die sog. Schulmedizin nicht ausreichend, hilflos oder zu radikal erscheint. Und noch etwas: Erst die intensive Beschäftigung mit diesen Methoden bringt jene Klarheit, welche fast allen fanatischen Gegnern fehlt.

Ein für reine Schulmediziner provozierendes Beispiel ist die Homöopathie. Diese Therapie ist in der wissenschaftlichen Welt äußerst umstritten, da die Vorstellungswelt der Homöopathie mit ihren unglaublichen Verdünnungen mit der mechanistisch-biochemischen Weltsicht unserer Schulmedizin nicht in Einklang zu bringen ist. Außerdem, so hört man immer wieder, gäbe es keinen wissenschaftlichen Nachweis. Das ist allerdings so nicht haltbar. Es gibt eine Reihe von Publikationen in angesehenen Medizinzeitschriften, die die Wirksamkeit belegen. Zugegeben, die Datenlage ist nicht allzu dicht und muss daher verbessert werden. Dennoch gibt und gab es zahlreiche bedeutende Persönlichkeiten aus Dichtung (Goethe, Dostojewski), Nobelpreisträger (García Márquez, Sloterdijk), Musik (Menuhin, McCartney), Sport (Beckham, Navratilova) und Politik (Gandhi, Blair), aber auch Wissenschaftler wie Charles Darwin, Physiknobelpreisträger Brian Josephson und zuletzt Luc Montagnier, Medizinnobelpreisträger und Mitentdecker des HI-Virus, die die Sinnhaftigkeit und Kraft der Homöopathie nicht mehr bezweifeln bzw. bezweifelten.

Mein eigener Zugang zur Homöopathie war langwierig. Nach initial heftiger Ablehnung dieses Medizinzweiges kam ich auf verschlungenen Wegen als Wissenschaftler und aus Neugier an alternativen Heilwegen zu dieser Heilmethode. Ursprünglich angewidert, hat sie mich jedes Jahr mehr fasziniert und gezeigt, dass sie bei vielen weniger spektakulären Erkrankungen, aber auch zum Beispiel in der additiven Krebsbehandlung manchmal faszinierende Möglichkeiten bietet. Sie steht in keinem Widerspruch zur Schulmedizin und kann in jedem Fall also komplementär angewendet werden. Es fehlen relevante Nebenwirkungen und Wechselwirkungen mit anderen Medikamenten.

Ein unspektakuläres Beispiel möge Ihnen den Unterschied der verschiedenen Zugänge von Schul- und Komplementärmedizin nahebringen:

Eine 42 Jahre alte Frau berichtet darüber, dass sie seit etwa drei Monaten zunehmende Bauchblähungen habe, der Bauch würde immer dicker und sie hätte im Bereich des linken Oberbauches immer wieder krampfartige Schmerzen. Der Stuhl sei bleistiftförmig und wenn immer sie kalte Getränke einnähme, würden die Beschwerden verstärkt werden. Durch den stark geblähten Bauch würde ihr auch manchmal die Luft wegbleiben. Außerdem verspüre sie ein wundes Gefühl im Bereich der Innenseite ihrer Oberschenkel, welches im warmen Bett verstärkt auftreten würde, dabei würden auch die Zwischenräume zwischen den Zehen verstärkt jucken. Nicht nur kalte Getränke würden ihr schlecht bekommen, sondern auch der Genuss von Früchten. Dabei komme es immer wieder zu krampfhaftem Durchfall. Unter der Situation würde auch ihre Stimmung verstärkt leiden, und es komme ihr vor, dass sie für andere Menschen, vor allem für ihre Familie, ungenießbar sei. Insgesamt würde ihr Kälte nicht unangenehm sein, andererseits würde sie verstärkte Wärme meiden. In der Ernährung hätte sie eine Abneigung gegen Milch und Milchprodukte entwickelt, andererseits würden ihr saure Sachen besonders gut schmecken.

Die Frau sucht ihren Hausarzt auf, der die schulmedizinische Diagnose eines Reizdarmsyndroms stellte. Es gibt wenig wirksame, wissenschaftlich belegte Therapien für ein Reizdarmsyndrom. Er verschreibt ein gängiges (aber in der Wirkung unbewiesenes) Mittel in Tablettenform und entlässt die Patientin mit dem Hinweis, dass diese Störungen wohl nicht ernsthaft, aber eine lästige Verdauungs-funktionsstörung nicht ganz geklärter Art seien. Die verordnete Medikation bleibt erfolglos, weswegen sie zur weiteren Abklärung in ein Krankenhaus eingeliefert wird. Aufgrund des Bleistiftstuhls denkt man an einen möglichen Dickdarmtumor und führte eine Dickdarm- und Magenspiegelung durch – mit unauffälligem Befund. Die Diagnose Reizdarmsyndrom wird neuerlich bestätigt und ein schulmedizinisch anerkanntes Pflanzenpräparat verordnet. Damit können die Beschwerden etwas gebessert werden, allerdings besteht weiterhin ein Leidensdruck, sodass die Frau einen „Ganzheitsmediziner" aufsucht, der den Verdacht auf Frucht- und Milchzuckerunverträglichkeit äußert, welchen ein Atemtest bestätigt. Auch eine Diätberatung wird durchgeführt und von der Patientin befolgt, doch die Beschwerden bleiben. Ein weiterer Test ergibt einen grenzwertigen Befund, weshalb die Diagnose „Histaminunverträglichkeit" gestellt wird. Neuerlich wird die Ernährung eingeschränkt und die Patientin ist froh, endlich eine ordentliche Diagnose zu haben. Allerdings darf sie kaum noch essen, was ihr schmeckt. Anfänglich bessern sich die Beschwerden, dennoch ist sie nicht wirklich zufrieden. Die Beschwerden treten immer wieder auf, aber sie hat immerhin einige Diagnosen vorzuweisen: Milchzucker-, Fruchtzucker- und Histaminunverträglichkeit, Reizdarmsyndrom. Eine psychologische Beratung und psychotherapeutische Therapie lehnt sie mit dem Hinweis, sie sei kein „Psycho", ab. Die Schulmedizin würde solch ein Krankheitsbild als eindeutig psychosomatisch einordnen und der „Psychostempel" würde sich durch alle weiteren Konsultationen ziehen. Psychopharmaka und allenfalls Psychotherapie wären die Folge.

Die Frau ist nicht schwer krank, aber schwer beeinträchtigt. Was soll sie tun?

Auf Anraten eines Freundes sucht sie einen Homöopathen auf, der als sehr erfahren gilt. Er verordnet ihr kleine Kügelchen, die sie auf die

Zunge legen muss. Doch ein Erfolg ist nicht zu verzeichnen. Ein traditionell chinesischer Mediziner stellt schließlich die Diagnose eines „Milz-Qi-Mangels" und führt eine Akupunktur und eine chinesische Arzneimitteltherapie durch. Erstmals kommt es vorübergehend zu einer deutlichen Besserung der Beschwerden, die allerdings (wenn auch vermindert) wiederkehren. Nachdem der bekannte Homöopath sie gebeten hat, bei Erfolglosigkeit wieder vorbeizukommen, setzt sich dieser noch einmal eingehend mit dem Fall auseinander und verändert einige wichtige Symptome in ihrer Gewichtung, ergänzt und reiht anders zusammen. Er wählt das Mittel *Graphites* in homöopathischer Dosis. Danach kommt es, für die Patientin auffallend, zu einer psychischen Beruhigung, ihre Ärgerlichkeit ist wie weggeblasen. Innerhalb weniger Tage werden die Blähungen weniger und verschwinden schließlich ganz, Durchfall und Nahrungsunverträglichkeit sind Vergangenheit.

Wunder oder Placeboeffekt? Wohl weder das eine noch das andere. Einfach nur eine seriöse Anwendung 200 Jahre alten Wissens. Würde ein anerkannter Schulmediziner so etwas machen, bekäme er vermutlich Probleme oder zumindest die Missachtung namhafter Experten zu spüren. Warum ist das so? Sind schulmedizinische Meinungsbildner ein eigenartiger intoleranter und ignoranter Haufen selbstgefälliger Götter in Weiß oder die Hüter gesicherten Wissens gegenüber esoterischer Scharlatanerie und gefährlichem Pfuschen? Weder noch, sowohl als auch! Oder ist – wie so oft – Unwissenheit die Mutter der Vorurteile?

Obiger Fall ist ein besonders typisches Beispiel dafür, wie viele Diagnosen oft möglich sind und behandelt werden. Letztlich kann günstige Fügung und Beharrlichkeit dennoch zum Erfolg führen. Dabei ist nicht ausschließlich die medizinische Methode wichtig, sondern vor allem auch wer und mit welcher Kenntnis dieser Arzt oder Heiler sie durchführt. Schul- und Komplementärmedizin sind nicht von sich aus heilungsversprechend, sondern erst durch die intensive individuelle Befassung mit der Beschwerdesymptomatik in Zusammenhang mit der gesamten Persönlichkeit des Kranken. Vor allem oft nicht mehr erinnerliche Veränderungen und Einschnitte des Lebens in früher und jüngerer Zeit sind Wegweiser. Dies zu erkennen benötigt oft Zeit und eine glückliche Hand, in jedem Fall viel Wissen und Beharrlichkeit. Letztere ist allerdings eine Eigenschaft, die nicht immer angetroffen wird.

Auch wird die gegenseitige Toleranz gegenüber den jeweils anderen Heilsystemen sowohl vonseiten der Schul- als auch der Alternativmediziner praktisch nicht vorhanden sein. Gerade das Reizdarmsyndrom ist ein klassisches Beispiel dafür, wie wenig die naturwissenschaftliche, sog. evidenz-basierte Medizin oft zu bieten hat. Die unglaubliche Kraft unsere Selbstheilungsmöglichkeiten zu wecken ist ein wichtiger Aspekt in allen Heilsystemen. Dies ist gleichzeitig ein Punkt, der in der naturwissenschaftlich-basierten Medizin, welche ihre Heilkunst oft auf molekulare, genetische und biochemische Strukturen reduziert, vergessen wird. Nur so ist es zu erklären, dass Methoden der Geistheilung, welche oft in Trance und mit eigenartigen Methoden vollführt werden, gelegentlich erfolgreich sind. Darüber gibt es zahlreiche Berichte, aber kaum Studien. In Zusammenhang mit der auch zahlreich vorhandenen Geschäftemacherei und dem Esoterikboom werden alle diese Ansätze in einen Topf geworfen und als Scharlatanerie abgetan.

Es ist längst Zeit, darüber nachzudenken, welche Kraft der Einfluss unseres Denkens, unseres Geistes auf Heilung haben kann. Ich glaube, dass wir noch meilenweit davon entfernt sind, die Zusammenhänge zu verstehen. Dennoch haben wir bereits jetzt Ansätze in der Hand, Dinge in die richtige Richtung zu lenken. Es wäre gut, alte Heilsysteme näher zu studieren und ihre oft unglaublichen Phänomene zu berücksichtigen. Tolle Heilerfolge unserer naturwissenschaftlichen Medizin sollten darüber nicht hinwegtäuschen.

Die Zahl komplementärer Heilmethoden ist unendlich, sie aufzuzählen und zu bewerten würde ein eigenes Buch erfordern. Dennoch wäre eine Bewertung kaum seriös möglich, weil kaum einer gleichzeitig Erfahrung mit zwei oder drei dieser Methoden hat. Sie finden darunter alles von hoffnungsvollen Ansätzen bis zur reinen Scharlatanerie und Geschäftemacherei.

Neben den erwähnten Methoden könnten die Pflanzentherapie, Teile der anthroposophischen und orthomolekularen Medizin, die Neuraltherapie und verschiedene Methoden der Physiotherapie interessante Aspekte bieten.

Eines ist allerdings für all diese Methoden zu fordern: eine saubere Dokumentation der Fälle und wissenschaftliche Untersuchungen an Universitäten, wofür es in Deutschland (und etwas zaghaft in Österreich) schon erfreuliche Ansätze gibt.

Fazit: Zur Komplementärmedizin

■ Seriöse Komplementärmedizin und Hausmittel bereichern den medizinischen Alltag und sind auch bei schwerwiegenden Erkrankungen hilfreich. Dafür ist aber eine gute Ausbildung erforderlich. Die sollten Sie hinterfragen. Holen Sie mehrere Meinungen zu angebotenen Methoden ein.

■ Einige Ausformungen und Heilslehren sind höchst fraglich, bewegen sich im Dunstkreis der Scharlatanerie und sind oft reine Geschäftemacherei. Komplementärmedizin kann moderne, wissenschaftlich fundierte Therapien meist nicht ersetzen, v. a. nicht bei schweren Erkrankungen!

V. VON FEHLERN UND DEM WERTEWANDEL IN DER MEDIZIN

Verdammt, verleugnet und vertuscht?

Ein verschneiter Herbsttag wird dem 54-jährigen Mann zum Verhängnis. Er kommt mit seinem Auto von der Straße ab und rast über eine steile Böschung, wo er am Rand eines Flussbettes mit schweren Verletzungen eingeklemmt in seinem Auto liegen bleibt. Die Einlieferung in das nahe Krankenhaus geschieht zu einer Zeit, in der die Notfallabteilung von Verletzten überquillt. Die diensthabenden und bereits abgekämpften Schwestern und Ärzte kümmern sich um den bewusstlosen Mann, der offensichtlich schwere Kopf- und Brustverletzungen aufweist. Nach Stabilisierung der Kreislaufsituation und Erhebung der Notfallbefunde wird der Patient auf die Intensivstation verlegt und dort einer künstlichen Beatmung unterzogen. Die zwischenzeitlich verständigte Frau wird zur Vorgeschichte ihres Mannes befragt, der bisher keine wesentlichen Krankheiten durchgemacht hat. Doch eines ist der Frau sehr wichtig: Bei ihrem Mann ist eine Penizillinallergie bekannt, die schon einmal zu einer kritischen Situation geführt hat. Dies wird vom diensthabenden Arzt registriert und in den Unterlagen festgehalten. Mittlerweile hat sich die Kreislaufsituation des Verletzten stabilisiert und die erste Gefahr scheint gebannt.

Inzwischen hat auch die an diesem Tag weiter über ihren normalen Diensttag hinaus arbeitende Mannschaft die Schicht gewechselt. Wegen einer Lungenquetschung und einer möglichen Einatmung von Erbrochenem wird neben den kreislaufstabilisierenden Medikamenten auch ein Antibiotikum vom Nachtdienst habenden Intensivmediziner angeordnet. Da die Übergabe des Patienten in der Hektik der noch zu versorgenden Patienten unübersichtlich war, hat er von der Penizillinallergie des Patienten nichts mitbekommen. Dies ist wohl der Grund, wieso er zur antibiotischen Therapie ausgerechnet ein Penizillinpräparat verordnet. Die Zeit reicht offensichtlich nicht, um die Unterlagen zu studieren. Die besorgte Frau des Patienten hat am Bett ihres Gatten Platz genommen. Als die Krankenschwester kommt, um ihm eine antibiotische Injektion zu verabreichen, fragt die Frau neuerlich, ob es sich hier auch nicht um ein Penizillin handle, da der Mann ja schwer allergisch sei. Die Krankenschwester schüttelt den Kopf. Der Arzt wisse wohl, was er ihm verordne. Nur wenige Minuten später schrillt der Alarm des Überwachungssystems. Der Patient befindet sich bereits im Kreislaufschock, bald hört sein Herz auf zu schlagen. Der ausgelöste Herzalarm lässt das Notfallteam an das Bett des sterbenden Patienten eilen und Wiederbelebungsmaßnahmen unverzüglich und in bemerkenswerter Professionalität durchführen. Nach 20 Minuten beginnt das Herz wieder zu schlagen. Doch der Mann erwacht nie mehr aus seinem bewusstlosen Zustand. Zu ausgedehnt war der Sauerstoffmangel seines Gehirns, das, bereits durch den Unfall verletzt, im Herzstillstand nun irreversibel geschädigt worden ist. Auch Jahre später tröstet seine Frau die Tatsache nicht, dass der Arzt verurteilt wurde und nun mit seinem Fehler leben muss.

Ein 40-jähriger Mann steht mit seinen zwei kleinen Söhnen am frischen Grab ihrer Mutter. Er versuchte den Kleinen zu erklären, warum die Mutter sie so früh verlassen musste, und findet keine Worte. Er erinnert sich, wie seine Frau aus plötzlicher Gesundheit heraus vor vier Wochen zu husten und über Atemnot bei Belastung zu klagen begonnen hat. Er hat sie gedrängt, zum Arzt zu gehen, der in der ihm zur Verfügung stehenden, knapp bemessenen Zeit eine Bronchitis feststellte und ihr einige Medikamente verschrieb. Nach einer Woche hatte sich ihr Zustand noch nicht verbessert und auch kleinere Belastungen schienen ihr die Luft in der Kehle abzuschnüren. Gelegentlich spürte sie auch ein Ziehen im rechten Bein, das sie auf eine Überlastung zurückführte. Ein neuerlicher Arztbesuch ergab keine alarmierenden Befunde und die begonnene Medikation wurde weitergeführt.

Vor vier Tagen hatte sie neuerlich ihren Arzt aufgesucht, sie konnte die wenigen Treppen zu seiner Ordination kaum mehr hochsteigen und brach nur wenige Minuten nach Eintreffen in der Ordination bewusstlos zusammen. Ihr blau verfärbtes Gesicht und ihr rasch schwindender Puls signalisierten dem routinierten Arzt die eingetretene Notfallsituation. Der bald eintretende Kreislaufstillstand erforderte seinen ganzen Einsatz. Schließlich gelang es ihm, der eine spezielle Notfallmedizinausbildung vorweisen konnte, den Kreislauf auf niedrigem Niveau zu stabilisieren. Der herbeigerufene Notarzt transportierte die schwer kranke Frau in die Notfallaufnahme des 20 Kilometer entfernten Krankenhauses. Der Notfallmediziner sah in der rasch durchgeführten Ultraschalluntersuchung ein massiv aufgeblähtes, versagendes rechtes Herz. Ohne weitere Diagnostik wurde der hochgradige Verdacht auf eine schwere zentrale Lungenembolie gestellt und entsprechend mit Blutgerinnsel auflösenden Medikamenten behandelt. Obwohl die vorübergehende Stabilisierung der Patientin gelang, konnte das Versagen dieses massiv überlasteten schwächeren Teils des Herzens nicht mehr aufgehalten werden. Die Frau verstarb, noch nicht einmal 35 Jahre alt. Ihre Erkrankung wurde zu spät erkannt.

Fehlbehandlungen und vor allem Fehldiagnosen gehören zu den häufigsten Fehlern in der Medizin. Ihre Folgen lassen verzweifelnde und anklagende Menschen zurück, aber auch hadernde Ärzte und Schwestern, die an Beruf und Berufung zweifeln. Fehler haben in der Medizin oft fatale Folgen. Grundsätzlich muss zwischen einer Beeinträchtigung durch eine medizinische Handlung, die nicht schuldhaft ist und nach dem Stand der Wissenschaft durchgeführt wird, und echten Behandlungsfehlern, die es selbstverständlich auch gibt, unterschieden werden. Eine 1991 publizierte Untersuchung aus Amerika (*Harvard Medical Practice Study*) findet jährlich 89.000 Tote durch vermeidbare Fehler in amerikanischen Spitälern. Ob diese

Zahl tatsächlich stimmt und in einem perfekten System vermieden werden könnte, wurde jedoch nie seriös nachgewiesen. Jedenfalls wird diese Zahl auf alle zivilisierten Länder umgelegt, ohne dort exakte Nachforschungen betrieben zu haben. Abgeleitet würde das für Deutschland 25.000 und für Österreich 2500 Tote pro Jahr bedeuten. Große Zahlen, doch wie viele wären es ohne die Spitäler, wie in den armen Ländern der Welt? Vermutlich ein Vielfaches. Jedenfalls musste nach der Analyse von 30.000 Krankengeschichten festgestellt werden, dass bei 3,7 % aller Patienten Zwischenfälle auftraten. Interessante Analysen zeigen, dass 58 % davon als vermeidbar eingestuft wurden. Eine im Jahr 2000 in einem angesehenen britischen Medizinjournal veröffentlichte Studie stellte fest, dass bei 3 bis 5 % aller Patientenaufnahmen in Spitälern Zwischenfälle auftreten, wobei rund die Hälfte dieser Zwischenfälle vermeidbar wäre und 10 bis 15 % schwere bis tödliche Folgen haben.

Als Haupttodesursachen werden akutes Nierenversagen, Lungenembolie und Infektionen, insbesondere Lungenentzündungen, die im Spital erworben wurden, genannt. Seit Jahren werden massive Anstrengungen unternommen, um mit einer intensivierten Fehlerforschung Strategien zu entwickeln, um diese Zahlen zu vermindern. In den USA wurde das ehrgeizige Ziel herausgegeben, diese Fehler innerhalb von fünf bis sechs Jahren um 50 % zu reduzieren.

Irren ist menschlich, dennoch wissen wir, dass eine Reihe von Komplikationen keine Systemfehler oder menschliche Fehler als Ursache haben und daher auch nicht zur Gänze vermeidbar sind. Die *häufigsten vermeidbaren Komplikationen* in Krankenhäusern sind Transfusionszwischenfälle, Fehlmedikation, Seitenverwechslung im OP (die Chance einer Seitenverwechslung wird in einem Chirurgenleben mit ca. 25 % angegeben), chirurgische Verletzungen, Infektionen durch Hospitalkeime und behandlungsbedingte Infektionen. Vorneweg sind es aber immer noch falsche Diagnosen, die am meisten schaden.

Auch wenn die Medizin erfolgreich ist, so ist sie doch gelegentlich gefährlich. Es ist ein Illusion, zu glauben, dass es diese Risiken bei der Behandlung kranker Menschen nicht gibt. Diagnostik und Behandlung in der Medizin sind risikobehaftet und Fehler wohl nie zur Gänze vermeidbar. Ärzte und Schwestern arbeiten in einem besonders gefahrengeneigten Beruf, sie sind auch nur Menschen – sie irren, machen Fehler und versagen. Medial stark aufbereitete Sensationserfolge und der allgemeine Machbarkeitsglaube lassen von ihnen Übermenschliches erwarten. Im Wahn des Hightech-Zeitalters hat sich eine eigenartige Konstellation ergeben: Hier treffen Patienten, die eine unfehlbare Medizin fordern, auf Ärzte, die die Existenz ihrer Irrtümer häufig leugnen. Oder sie glauben leugnen zu müssen, weil der Beruf fehlerfrei zu sein hat. Eine bedrückende Illusion.

Unter Medizinern muss sich erst etablieren, dass es so etwas wie eine Fehlerforschung gibt und dass deren Ergebnisse (wie beispielsweise auch im Pilotentraining) umgesetzt werden. Die Kernaussagen der Fehlerforschung lauten: „Jeder macht Fehler. Niemand macht absichtlich Fehler. Fast jeder Fehler hat eine systemische Komponente." Fehler passieren unweigerlich überall dort, wo Menschen zusammenarbeiten. In der Medizin hat sich jedoch traditionell eine eigenartige Fehlerkultur eingebürgert. Es wird meist das Versagen Einzelner dafür verantwortlich gemacht, wenn etwas schiefgeht. Der Assistenzarzt, der die Medikamentenallergie des Patienten vergessen hat, der Chirurg, der die Naht falsch gesetzt hat, die Schwester, die die Ampulle verwechselt hat – sie alle werden nicht zuletzt von den Kollegen rasch als unfähig und unprofessionell abgestempelt. Ihnen drohen Tadel, Sanktionen und im schlimmsten Fall Kunstfehlerprozesse und Arbeitsplatzverlust. Diesem Stress sind viele nicht gewachsen. Sie verlieren die Nerven, fallen dem Burn-out-Syndrom anheim und fliehen in Alkohol und Drogen.

Will man die Fehlerrate wirklich verringern, bedarf es eines Klimas, in dem Fehler offen zugegeben und anschließend analysiert werden können. Genau daran hapert es in der Medizin noch immer. Die häufig gemachten Schuldzuweisungen sind einer guten Fehlerkultur abträglich. Die Luftfahrt hat aus ihren Katastrophen gelernt, nachdem bekannt wurde, dass 80 % der schweren Fehler menschliche Ursachen hatten und weitgehend durch das System bedingt waren. Hier besteht die Verpflichtung, auch gerade noch vermiedene Fehler zu melden, wobei diese Meldungen fast immer anonym erfolgen können. Zunehmend werden auch in der Medizin Checklisten und Richtlinien erstellt sowie Fehlermeldesysteme installiert, die aber noch allzu wenig Verbreitung gefunden haben.

Nicht so auffällig sind Fehler, die durch Unterlassung passieren. Sie sind doppelt so häufig wie Fehler durch falsches Handeln. Dazu gehört vor allem auch das Nichtanwenden von medizinischen Erkenntnissen. Es ist schon ein hartes Stück Arbeit, die Flut der neuen Erkenntnisse aufzusaugen und anzuwenden. Eine wirklich große Herausforderung für Mediziner. Denn auch die Leistungsgrenzen menschlicher Schaffenskraft werden in der Medizin nicht gerne akzeptiert. Zeit für Fort- und Weiterbildung ist genauso notwendig wie Zeit für Ausgleich vom stressigen Beruf und Zeit für Patientenbehandlung. Nicht Mitleid und Skandalisierung, sondern Realitätssinn und systematische Fehleranalyse sowie eine gut entwickelte Fehlerkultur werden hier weiterhelfen.

Und so eigenartig es auch klingt: Skandaljournalismus ist gut für die Verkaufszahlen des Mediums, behindert aber meist den notwendigen Entwicklungsprozess in der Fehlerkultur. Es wird nicht mehr offen recherchiert und geredet, weil jeder frühzeitig „das Anzünden der Medien" (manchmal auch zur Umsetzung eigener Bedürfnisse oder Befriedigung von Rachegelüsten) befürchtet. Keiner traut dem anderen mehr. Ein fataler Kreislauf. Hier sind Manager, Chefärzte, Patientenanwälte und Politiker mit Rückgrat und vor allem ein verantwortungsvoller Journalismus gefragt, der nicht unter den Tisch kehrt, aber um Fairness bemüht ist.

Kann man der Medizin trotzdem vertrauen
oder sind unsere Spitäler und Praxen Todesfallen?

Tausende Patienten werden täglich in unseren Spitälern und Praxen behandelt und das zeigt tatsächlich Wirkung. Noch vor 30 Jahren war es undenkbar, dass mehr als ein Drittel aller Krebserkrankungen geheilt oder die Herz-Kreislauf-Sterblichkeit in 20 Jahren halbiert werden kann. Solche Ergebnisse haben uns an die Lösbarkeit aller gesundheitlichen Probleme glauben lassen. Misserfolge werden als ein Versagen des Systems Medizin-Arzt gesehen.

Kaum ein Patient verstirbt jedoch durch das aktive Eingreifen eines Arztes. Da kann es eher vorkommen, dass durch Unterlassen von notwendiger Diagnostik und damit Versäumen oder Verzögerung wichtiger Eingriffe das Leben verkürzt wird. Ursachen dafür sind meist ein sich untypisch präsentierendes Krankheitsbild oder mangelnde Erfahrung (kein Arzt kommt erfahren auf die Welt). Doch auch das wird seltener, da unsere Medizin zunehmend zur Überdiagnostik neigt. Wenn die Nebenwirkung einer Therapie am Tod oder einer massiven Schädigung schuld ist, dann ist der Organismus meist schon an den Grenzen seiner Reserven und die Lebenserwartung wäre vermutlich ohnehin sehr bescheiden gewesen. Natürlich gibt es auch Ausnahmen von dieser Regel.

Dort, wo viel und zu jeder Tages- und Nachtzeit gearbeitet wird, passieren entsprechende Fehler, auch wenn das System glaubt, seine Kunden glauben lassen zu müssen, das sei eigentlich nicht der Fall. Marketing und Gewinnstrategien führen zu Heilsversprechungen, die zwar nicht haltbar sind, aber nicht selten geglaubt werden. Bleibt der Erfolg aus, ist die Enttäuschung groß, Wut kommt auf, wird medial unterstützt und das Geschehen wird skandalisiert. Die Erkenntnis kommt oft spät oder auch nie: Es ist bei Gott nicht alles machbar, wir haben die Demut vor dem Leben als nicht kalkulierbare Größe und vor seinem Schöpfer verloren, wir haben vergessen, dass es Grenzen gibt.

Wer ist schuld? Das ist die immer häufiger gestellte Frage, wenn eine Krankheit tragisch endet oder unerwartet zum Tode führt. Unterschriftenlisten werden aufgestellt, Patienten- und Rechtsanwälte werden bemüht, um dem vermuteten Skandal auf den Grund zu gehen. Sowohl bei Ärzten als auch bei Angehörigen bleiben Unverständnis, Hass und innerer Unfrieden zurück. Ein typisches Symptom einer verrückten und unglücklich machenden Zeit. Niemand kann dadurch seinen Frieden finden oder gar gesund werden.

Was können Sie selbst unternehmen, dass möglichst nichts passiert?

Zunächst einmal sind Fehler nie ganz vermeidbar, sie sind schlicht auch der Preis dafür, dass in vielen Fällen Heilung geschieht oder Leid gemindert wird.

Dennoch gibt es einige Möglichkeiten, Einfluss zu nehmen:

- Seien Sie nicht großzügig beim Verlangen von Schlafmedikation und anderen Betäubungsmitteln.

- Wenn Sie bei Ihren Angehörigen bemerken, dass diese zu stark bewusstseinsbeeinträchtigt sind, hinterfragen Sie das bei Ihrem Arzt und lassen sich dies genauer erklären. Allein das wird schon etwas hellhörig machen.

- Wenn Sie lange liegen müssen, ohne dass Sie die Möglichkeit haben, aufzustehen, also nicht einmal auf die Toilette gehen können, dann ist eine Blutverdünnungstherapie in den meisten Fällen notwendig.

- Wenn Sie bereits an Herz- oder möglicherweise schon an Nierenschwäche leiden, seien Sie sehr vorsichtig mit bestimmten Schmerzmitteln, insbesondere mit Rheumamitteln. Hinterfragen Sie bei Ihrem Arzt, ob Ihre Schmerzmittel Herz oder Nieren schädigen können.

- Wenn Sie für Infusionen oder Spritzen eine Blutleitung an die Hand bekommen, so darf diese maximal zwei Tage und nur in

Ausnahmefällen länger verweilen. Wenn Sie darauf drücken und es schmerzt, muss diese Leitung unverzüglich entfernt werden.

■ Wenn Sie Angehörige haben, die stark bettlägerig sind und eine beeinträchtigte Bewusstseinslage aufweisen, und Sie vielleicht schon wissen, dass bereits einmal Hautdefekte aufgetreten sind, dann weisen Sie die pflegenden Personen darauf hin, eine besondere Aufmerksamkeit hinsichtlich Druckgeschwüren walten zu lassen.

■ Verlangen Sie keine Diagnosemaßnahmen wie Computertomografien über die Notwendigkeit, die der Arzt erkennt, denn diese können auch zu Ihrem Schaden sein.

Insbesondere eine offene Gesprächskultur („Warum ist dies notwendig, warum ist dies nicht notwendig, was kann passieren, kann man allenfalls Medikamente reduzieren?") und gelegentliches Nachfragen, wie es weitergeht, welcher Plan besteht, ob die Diagnostik Klarheit gebracht hat usw., sind sinnvolle Strategien, um verstärkte Aufmerksamkeit zu wecken. Bei Patienten, die nie fragen, wird leichter etwas vergessen oder übersehen.

Der (Werte)Wandel im Gesundheitswesen und bei den Patienten

Wir sind einem Wandel im Gesundheitswesen unterworfen, der zunächst die professionellen Helfer betrifft. Die französische Journalistin Josette Alia fasste die Wünsche des Patienten von heute zusammen: „Wir wollen behandelt werden. Wir wollen eine wirksame, ausgleichende und gerechte Medizin. Wir wollen unseren Arzt, unsere Krankenschwester wählen, sie lieben und dass sie uns lieben. Wir wollen immer noch älter werden und in guter Gesundheit sterben. Mit anderen Worten: Wir wollen die Quadratur des Kreises." Das klingt gut, die Realität zeigt allerdings einen Wertewandel auf beiden Seiten.

Wodurch ist der Wandel im Patientenverhalten entwickelter Länder charakterisiert? Die Gesundheit scheint ein Recht geworden zu sein, Krankheit hingegen eine Ungerechtigkeit. Die Beziehung zwischen Pflegern bzw. Arzt und Patienten gleicht mehr einem Kaufvertrag als einer Vertrauensbeziehung. Die ärztliche Behandlung wurde zur Sachleistung, der ärztliche Beruf zum Job. Der Gesundheitsprofi liefert seine Diagnose und Therapie ab, der Patient fordert sein Gesundheitsrecht ein und beschwert sich, wenn der erwartete (von Ärzten selbst überzogen dargestellte) Erfolg ausbleibt.

Was erwarten die Patienten von heute von Schwestern und Ärzten? Dass sie ihnen vertrauen können! Vertrauen und Umgang mit den Patienten hängen aber auch von den institutionellen Rahmenbedingungen ab. Kostendruck, Sparauflagen und Wettbewerb bedingen ein kaltes Wirtschaftsmanagement, wie es in Banken, der IT- und Pharmabranche existiert. Dies stört die Arzt-Pfleger-Patienten-Beziehung, das ärztliche Gespräch (da ökonomisch nicht kalkulierbar und zeitraubend) wird für die Geschäftsführer von Gesundheitsinstitutionen zum Störfaktor in Hinblick auf bessere Umsätze. Möglichst viele Fälle mit weniger Personal möglichst schnell durch einen zeitlich limitierten Aufenthalt zu schleusen, das scheint das ökonomische Ziel zu sein.

Unternehmensberater treten in Krankenhäusern und Ordinationen auf und empfehlen Prozessabläufe wie in der Industrie. Personal wird gekürzt, Druck wird anhand wirtschaftlicher Zahlen ausgeübt. Dennoch gibt es (meist mittlere und kleinere) Krankenhäuser und Ordinationen, denen es gelingt, die schwierige Balance zwischen ökonomischer Notwendigkeit und ausreichendem Zeitbudget für Patientenbetreuung zu halten (ich selbst habe dabei meist Glück gehabt). Das wird aber immer schwieriger.

Jedenfalls wird von wirtschaftlich längst notwendigen Reformen gesprochen und diese werden teilweise (unter großem Protest) auch umgesetzt. Dass dies notwendig ist, darüber besteht kein Zweifel. Entscheidend ist jedoch, wie dies alles gehandhabt wird. Was ist mit den strukturell unwirtschaftlichen Bereichen, in denen hohe Kosten entstehen, wo die Pflege aufwendig ist und im Vordergrund steht, wo wenig Profit zu holen ist?

Unter diesem ökonomischen Druck erleben viele Ärzte und Schwestern ihre Arbeit als entwertet und ihre Beziehung zum Patienten als gestört. Nicht die empathische und liebevolle Patientenbeziehung und die gut gemachte Behandlung zählen, sondern das monatliche Zahlenspiel von Auslastung und Umsatzoptimierung, ob es ökonomisch besser ist, die Patienten länger oder kürzer zu behalten, welche Eingriffe oder Therapien möglichst viele Punkte bringen und welche besser (weil zu teuer) an andere delegiert werden sollen. Selbstverständlich distanziert man sich von unethischem Verhalten. Nur, wie soll das gehen, wenn wesentliche Leistungserbringer nicht über medizinisch-pflegerische Fähigkeiten, sondern über die abgelieferten Zahlen definiert werden?

Es ist daher nicht immer leicht, in diesem System patientenfreundlich zu sein. Auch der immens gestiegene Dokumentationsaufwand, gut gemeint, aber schlecht getroffen, frustriert und untergräbt Patientenbeziehungen. Solche und andere Auflagen werden von Politikern beschlossen, welche von der Realität des täglichen Krankenversorgungslebens so weit entfernt sind wie der Blinde vom Licht. Mit meist gut begründeten Argumenten entstehen immer neue Gesetze, die die Administration in den Vordergrund rücken. Dass die dafür notwendige Zeit bei der effektiven Patientenbehandlung abgeht, scheint keinem klar zu sein. Die zunehmende ökonomische Ausrichtung der Medizin lässt leicht vergessen, dass der kranke Mensch in den Mittelpunkt gehört. Er bedarf der Hilfe und des Schutzes und darf nicht zur kalkulatorisch wirtschaftlichen Fallgröße werden. Die gesundheitspolitische Debatte darf sich deshalb nicht auf rein Ökonomisches beschränken, sondern muss eine Debatte um Werte einschließen. Diese werden wir zu führen haben, denn sie findet nicht im erforderlichen Ausmaß statt.

Können wir uns das alles noch leisten?

Wenn Sie die Zeitungen aufschlagen, so ist die Gesundheit das Thema Nummer eins und kaum eine Gazette unserer wohlgenährten westlichen Welt kommt am oft strapazierten Umbruch im Gesundheitswesen vorbei. Da werden (wie oben bereits angesprochen) Fragen gestellt: „Haben wir eine Krise im System? Haben wir die Grenzen überschritten? Haben wir unsere Kapazitäten überreizt? Werden wir das Niveau halten können oder gar in Zukunft Leistungen für den Patienten einstellen müssen? Werden wir weiterhin alle Patienten auf letztem Stand behandeln können oder wird es Rückschritte geben müssen?"

Ein Blick über die Grenzen hoch entwickelter europäischer Länder macht allerdings klar – und diese Klarheit nimmt mit dem Abstand der Entfernung zu diesen Ländern zu –, dass wir keine wirkliche Krise haben, das System aber reformbedürftig ist. Wer einmal in anderen Regionen der Welt Gesundheitssysteme auf das tatsächliche Funktionieren hin untersucht hat, weiß, dass wir derzeit zwar Korrekturen nicht nur andenken, sondern auch durchführen müssen, dass aber dabei nicht annähernd solche Versorgungsdefizite entstehen werden, wie sie eben in vielen Teilen der Welt gegeben sind. Was in den europäischen Ländern derzeit passiert, ist die Anpassung des Systems an neue Gegebenheiten. Manches muss anders gesehen, manches verlassen werden. Unnötiges darf nicht mehr kultiviert werden. Das europäische Sozialstaatmodell wird mit hoher Verlässlichkeit scheitern, was in politisch fortschrittlicheren Ländern bereits klar artikuliert wird. Nur hierzulande versucht man der Bevölkerung noch den letzten rosaroten Politsand in die Augen zu streuen. So sind wir uns offensichtlich *nicht bewusst, dass ein relevanter Prozentsatz (Schätzungen gehen von 30 % aus) unserer Gesundheitsleistungen gesundheitlich kaum etwas bewirkt oder sogar schadet.*

Es sind Serviceleistungen mit zweifelhaftem Effekt. Einige davon konnten Sie in diesem Buch bereits entdecken. Welche Finanzierungsmodelle und marktwirtschaftlichen Strategien dafür auch immer verantwortlich sind, sie führen zu einer Glaubwürdigkeitskrise in der Medizin. Und die kann vielen Menschen schaden. Das hat die Medizin nicht verdient, das sollten wir nicht zulassen.

Die Reaktionen auf erforderliche Umstellungen sind nicht selten ein Herbeireden von Katastrophen, wo keine wirkliche Katastrophe sichtbar ist. Wir werden auch weiterhin alle unsere Patienten auf letztem Stand behandeln können. Das Spitalssystem für die Patientenbehandlung war noch nie so professionell, noch nie so nah am Stand des aktuellen Wissens, noch nie – in Bezug auf die Anzahl der Behandlungen – mit so wenigen Fehler behaftet, obwohl solche immer passieren werden, wie heute. Der Wermutstropfen dabei: Das System war, wie oben dargestellt, noch nie so *ökonomisch kalt, zahlenmäßig hochgefahren und vor allem noch nie so unsinnig bürokratisch überfrachtet. Unter der Vorgabe von Qualitätssicherung wird eine bürokratische Spielwiese eröffnet, die manchmal dazu führt, dass die Qualität nicht verbessert, sondern sogar ernsthaft gefährdet wird.*

Der Beweis, dass die zahlreich durchgeführten Qualitätssicherungsmaßnahmen und Zertifizierungen tatsächlich Qualität gebracht haben, steht noch aus. Man nimmt es eben an, das reicht für die Rechtfertigung. Dennoch: Eine kritische Analyse der Ergebnisse und Komplikationen, eine ausführliche Besprechung jedes Todesfalles und eine Überprüfung der Mittel und Strategien, die bei Diagnose und Therapie (zu viel oder zu wenig) eingesetzt werden, ist die beste Qualitätskontrolle.

Was ist noch zu tun?

Wir werden ethische Regeln aufzustellen müssen, wer wann in welcher Situation noch welche Therapie bekommen soll. Sich hinter der Aussage zu verstecken: „Ich tue ohnehin immer nur das Beste für jeden Patienten, die ökonomischen Probleme sollen andere lösen", wird nur zu unbefriedigenden Lösungen mit Gefährdung des Systems führen. Ob dieses „Beste" immer auch gut für den Menschen ist, bleibt oft genug fraglich.

Weiters wäre es notwendig, die Strategie, Menschen von der Eigenverantwortung zu entbinden, aufzugeben. Gesundheit ist kein Konsumgut.

Doch was hilft Ihnen, lieber Patient, diese Information? Sie soll Ihnen helfen, Nöte und Sorgen der „anderen Seite" zu verstehen und Sie daran erinnern, dass ein sonniges Lächeln auf den Gesichtern Ihrer Krankenschwestern und Ärzte zwar wünschenswert, aber nicht immer möglich ist. Die Gründe dafür wurden genannt.

Werte- und Wertschätzungswandel bei Ärzten

Von Helden, Sklaventreibern, Medizinbeamten, Freizeitoptimierern und Work-Life-Balancierern

Tiziano Terzani war ein erstaunlicher Mann. Über 20 Jahre lang war er Korrespondent des Nachrichtenmagazins *Der Spiegel* in Asien. Unter den zahlreichen Büchern, die er veröffentlichte, war ein besonderes: *Noch eine Runde auf dem Karussell* berichtet vom eigenen Leben und Sterben mit seiner fortgeschrittenen Krebserkrankung. Seine Suche nach Heilung beginnt in einem modernen Krebsspital in New York und führt ihn durch zahlreiche traditionelle und komplementäre Heilverfahren bis in die Abgeschiedenheit des Himalaja. Bis zum Schluss beschäftigt ihn die Frage, was ihn krank gemacht hat und welchen Einfluss das Zusammenspiel von Körper, Geist und Seele auf seine ultimative Krankheit hatte. Er schildert seine Erfahrungen mit der modernen Medizin und vergleicht sie mit einem einfühlsamen Arzt, den er in früheren Tagen erlebt hatte und den er als Hausarzt im besten Sinne erleben durfte. Da bisher kein Patient sich ähnlich eindrucksvoll ausdrücken hat können, möchte ich diesen von ihm empfundenen Wertemangel in der modernen Medizin zitieren: „Leider sind solche Ärzte, die sich nicht nur in ihrem Fach aus-kennen, sondern auch im Leben, die eine solide wissenschaftliche Ausbildung genossen haben, aber die Medizin immer noch als eine Kunst verstehen, heute nicht mehr zu finden und werden auch nicht mehr ausgebildet. Für die Mediziner, die heute unsere Universitäten verlassen, dreht sich alles um Krankheiten, aber nicht mehr um die Kranken. Der Patient ist der Träger einer Krankheit; kein in seine Welt integriertes Wesen, mit oder ohne Familie, glücklich oder unglück-lich in seinem Job. Kein Arzt sucht seinen Patienten heute noch zu Hause auf, sieht ihn in seinem Alltag, in seinen Beziehungen zu ihm nahestehenden Menschen. Dazu hat er keine Zeit mehr. Dazu fehlt ihm die Neugier, die Einstellung. Deshalb fühlen sich Kranke in Eu-ropa wie in den USA immer weniger verstanden von dem neuen Typ Arzt-Funktionär, der hauptsächlich Fragen stellt, um seine Formu-lare auszufüllen, oder vom Arzt-Spezialisten, der lediglich für einen bestimmten Körperteil Experte ist und sich so verhält, als gehöre der zu niemandem." Das klingt wie beim schon erwähnten Arzt und weltberühmten Kardiologen Bernhard Lown und deckt sich mit je-nen Arzttypen, die wir bereits kennengelernt haben.

Auch innerhalb der Ärzteschaft selbst gibt es einen empfundenen Wertemangel, den ich in Extrempositionen schildern möchte: Alte und junge Ärztegenerationen verstehen einander nicht mehr. Die einen versinken in der verklärten Romantik Tag und Nacht arbei-tender, nie schlafender und unfehlbarer Helden am Patientenbett mit Neigung zur Versklavung ihrer Mitarbeiter, die anderen klagen über zunehmende Überlastung, Personalmangel (obwohl das Per-sonal in den letzten Jahrzehnten erheblich aufgestockt wurde), mangelnde Wertschätzung, unzumutbare Bezahlung und Büro-kratiehorror. Und auch sie gibt es noch (nicht so selten in manchen deutschen Universitätskliniken, schon seltener in Österreich, kaum noch in der Schweiz und im angloamerikanischen Raum): die autoritären Chefprofessoren mit mitarbeiterverachtenden preußisch-militaristischen Kommunikationseigenschaften, die eine Unterwerfungs- und Jasagerkultur fördern.

Was ist da los? Selbstherrliche Medizinzyniker gegen kaum belastbare, freizeitoptimierende Jammerlappen? Sklaventreiber, Ärzte im Dienste verklärten Heldentums oder im Sinne von Dr. House, sind das die Alternativen?

Die Zeiten haben sich einfach geändert. Vermeintliches Fehlverhalten wird nicht mehr augenzwinkernd akzeptiert, familiäres Zusammenhalten ist professionellem Abwägen, bewundernde Wertschätzung durch Institutionen und Patienten ist zweckmäßigem Absichern, ständiger Erklärungsnotwendigkeit, juridischen Befürchtungen und medialer Sensationsaufbereitung gewichen. Das medizinisch Erreichte verblasst neben dem ökonomischen Nutzen. Am Ende bleibt oft das Gefühl, nie etwas recht gemacht zu haben. Das zeigt Wirkung – und Distanzierung.

Dennoch gibt es noch viele Ärzte, die ihren Beruf und ihre Patienten lieben, Bürokratiewahnsinn und ökonomischen Druck verkraften und nicht primär ihre Verwirklichung in patientenfremden Aktivitäten suchen.

Die Zeiten haben sich also geändert, werden sich aber wieder ändern (müssen). Dann, wenn wir merken, dass Personalerhöhung, Leistungsausweitung, Anspruchsdenken, Kostenoptimierung und Überregulierung kranke Menschen nicht gesünder und Gesundheitsanbieter nicht kosteneffizienter, sondern manchmal sogar kränker machen. Es ist ja nicht verboten, daraus zu lernen. Dazu bedarf es allseits der Bereitschaft zum Umdenken. Und das dauert.

Von Schwarz-Weiß-Malern und Verschwörungstheorien

Wenn man manchen Medizinjournalisten glauben darf, so bestehen unsere Gesundheitssysteme aus zahlreichen erfundenen Krankheiten, die keiner Behandlung bedürfen. Die Bevölkerung befindet sich in Geiselhaft der Gesundheits- und Pharmaindustrie, deren willfährige Helfer lediglich von Gewinnmaximierung geleitete Ärzte sind. Es wird unglaublich viel sinnloses Geld den Zielen von einigen Lobbys geopfert, die uns glauben machen wollen, wie notwendig wir ihre Produkte konsumieren müssen. Produkte, die in Wirklichkeit niemandem helfen, aber den meisten schaden. Besonders gängig ist die Verschwörungstheorie zur Pharmalobby: Natürliche und wirksame Strategien werden von der mächtigen Politik-Pharma-Allianz unterdrückt und verhindert, Menschen sterben massenhaft in krank machenden Spitälern und leiden an den Folgen vorgeblich wirksamer Therapie, bis sie, sich in Qualen windend, den Tod herbeisehnen.

Die andere Seite der Medaille ist die von den Gralshütern des medizinischen Establishments dargestellte sog. „erfolgreiche Medizin", die den Herzinfarkt beinahe besiegt und den gefürchteten Krebs in die Schranken gewiesen hat und die auch bei schlechter Befindlichkeit eine chemische Seelenkeule jederzeit zur Verfügung hat.

Dass weder das eine noch das andere Extrem stimmt, habe ich mehrfach darzulegen versucht. An beiden Extremen ist jedoch auch etwas Wahres dran.

Es ist uns nicht gelungen, die Menschen glücklicher zu machen. Es ist uns nicht gelungen, die wahren Werte des Lebens zu beschreiben und zu vermitteln. Es ist uns nicht gelungen, das Leben als Reise, die nur ein kleiner Teil eines großen Ganzen ausmacht, zu sehen und zu vermitteln. Es ist uns auch nicht gelungen, die Vereinsamung des Alters zu mildern, auch nicht, wenn fast ein Drittel der Frauen über 70 in unserer „entwickelten" Welt offensichtlich Psychopharmaka nimmt (nehmen muss?).

Dennoch ist uns vieles gelungen. Es ist gelungen, manchen Erkrankungen ihren Schrecken zu nehmen. Es ist gelungen, Erkrankungen zu heilen, die früher in wenigen Wochen und Monaten tödlich waren. Es ist gelungen, die Kindersterblichkeit zu senken. Es ist gelungen, durch Impfungen Krankheiten nicht erst aufkommen zu lassen, die zwar als natürlich gelten, aber dennoch tödlich enden können.

Wir sind technisch besser, medizinisch informierter, aber spirituell und ethisch verarmter geworden. Gesundheit ist nicht alles, aber wenn Gesundheit das ist, was uns in die Lage versetzt, unseren wichtigen Bedürfnissen nachzugehen, dann kann Gesundheit sehr viel sein. Gesundheit darf aber nicht Selbstzweck sein. Wenn sie zum Selbstzweck wird, wird sie zum ökonomischen Player, zum Spielball von Lobbyisten. Da haben die oben erwähnten Journalisten nicht unrecht. Vielleicht ist im Überzeichnen ihrer Darstellungen der Anstoß für eine Änderung gegeben. Vielleicht braucht es aber auch mehr als den richtigen Zeitpunkt einer Diagnose, das richtige Medikament mit der richtigen Dosierung, den richtigen Arzt mit dem richtigen Einfühlungsvermögen, den richtig liebenden Mitmenschen, der loslassen und akzeptieren kann, und eine größere, über die Endlichkeit unseres Lebens hinaus gerichtete Sichtweise. Wenn unser Leben nach 50, 70, 90 oder 110 Jahren, aber irgendwann definitiv endet und danach nur Leere ist, dann ist es (trotz allem, was wir tun) beklemmend, traurig, zu kurz, zu viel, zu wenig, zu häufig oder was auch immer Sie beklagen möchten. Es gibt auch ein erfülltes Leben trotz vieler unerfüllter Wünsche.

Fazit: Zu Fehlern in der Medizin

- Fehler sind nie ganz vermeidbar, sie sind schlicht der Preis dafür, dass in vielen Fällen Heilung geschieht oder Leid gemindert wird. Niemand macht absichtlich Fehler. Nicht alles, was offensichtlich nach Fehler aussieht, ist auch einer.
- Hinterfragen Sie unbefriedigende Entwicklungen Ihrer Erkrankung bei Ihrem Arzt und lassen Sie sich diese genauer erklären.

- Verlangen Sie nicht laufend weitere Diagnosemaßnahmen, wenn ohnehin viel geschehen ist, denn diese können auch zu Ihrem Schaden sein.
- Eine offene Gesprächskultur und gelegentliches Nachfragen, wie es weitergeht, welcher Plan besteht, ob die Diagnostik Klarheit gebracht hat usw. sind sinnvolle Strategien, um verstärkte Aufmerksamkeit an Ihrer Behandlung zu erwecken.
- Ärzte können mit Fehlern oft schlecht umgehen. Geben Sie sich bestimmt, aber (wenn es geht) verständnisvoll. Dadurch werden Ärzte offener, und es wird helfen, Fehler besser zu bewältigen. Wut ist verständlich, aber Aggression ist Gift und lässt auf beiden Seiten tiefe Wunden zurück, die nie mehr verheilen.
- Es gibt keinen Arzt, der Sie bewusst schlecht behandeln will.

VI. VON WICHTIGEN UND UNWICHTIGEREN MEDIKAMENTEN

Medikamentensalat

Die Tatsache, dass gegen jedes Wehwehchen ein Kraut gewachsen zu sein scheint, führt zur Verabreichung einer unglaublichen Anzahl von Medikamenten. Je mehr Spezialisten für bestimmte Organerkrankungen entstehen, desto mehr werden diese Spezialisten aufgesucht, die sich dann immer wieder bemüßigt fühlen, die neuesten pharmakologischen Möglichkeiten gegen das von ihnen betreute Leiden zu verschreiben. Auf diese Art kommt für einen Patienten eine stattliche Zahl von Medikamenten zustande, die im Einzelfall sinnvoll, in ihrer Kombination jedoch gefährlich werden können. In medizinisch hoch entwickelten Ländern nimmt ca. ein Drittel aller über 60-jährigen Menschen mehr als neun verschiedene Medikamente ein.

Wenn man weiß, dass bei der Einnahme von fünf verschiedenen Medikamenten zu 50 % und bei acht Medikamenten zu 100 % mit Nebenwirkungen zu rechnen ist, kann man erahnen, welche potenziellen Gefahren von solchen Medikamentencocktails ausgehen. Nicht selten können wir durch Weglassen von zumindest einem Großteil der Medikamente eine deutliche Besserung von unklaren Beschwerden erreichen. In Deutschland geht man von ca. 20.000 Todesfällen pro Jahr aus, die durch Arzneimittel und deren Zusammenwirken verursacht sind. Wenn diese Zahl auch alarmierend aussieht, so sind die weit häufigeren lebensverlängernden Wirkungen von Medikamenten jedoch nicht zu vergessen. Dennoch ist jeder Tote zu viel. Nicht umsonst warnt die WHO vor der Gabe von mehr als vier verschiedenen Medikamenten bei betagten Patienten. Dies ist vielleicht etwas streng, geht aber in die richtige Richtung. Kunst des modernen Arztes wird nicht sein, alle theoretischen Möglichkeiten einer Symptomverbesserung in Medikamentenverordnungen umzusetzen, sondern nur jene Medikamente zu verordnen, die wirklich bedeutend sind und die sich untereinander gut vertragen. Hierbei gibt es noch große Defizite. Tatsächlich sollte auch daran gedacht werden, dass manches Wehwehchen durch bewährte Hausmittel oder komplementäre Maßnahmen, die ohne Medikamente auskommen, erfolgreich behandelt werden könnte. Häufig ist auch nur eine Symptomlinderung nötig, die Natur – also die eigenen Selbstheilungskräfte – besorgen den Rest. Diese Kräfte werden nicht selten dem Arzt zugeschrieben, wenn er irgendein Mittelchen gegeben hat, das dann für die Wirkung verantwortlich gemacht wird. Danke, lieber Patient, wir sind natürlich glücklich über die Anerkennung, auch wenn wir uns da oft mit fremden Federn schmücken!

Der prophylaktische Medikamentenwahn

Ein weiterer Unsinn ist die ungezielte Einnahme von prophylaktischen Medikamenten. Das klassische Beispiel: „One aspirin a day keeps the doctor away." (Ein Aspirin täglich ersetzt den Arzt.) Rund zwölf Milliarden Aspirintabletten wurden in der 110-jährigen Geschichte dieses Schmerz- und Blutgerinnungsmittels bereits verkauft. Als Schutz vor Herzinfarkt und Schlaganfall nehmen 40 % der Amerikaner dieses Medikament täglich. Dies geschieht oft auf Anraten wohlmeinender Ärzte. Im bekannten Fachblatt *The Lancet* wurden 22 Studien mit mehr als 100.000 Teilnehmern analysiert. Einer 20%igen Reduktion von nicht tödlichen Herzinfarkten steht ein Anstieg der inneren Blutungen um 30 % gegenüber. Es könnte also genauso heißen: „One aspirin a day helps the doctor to stay." (Frei übersetzt: Nimm Aspirin und du brauchst einen Arzt.)

Der Wunsch, mit einfachen Medikamenten Krankheiten vorzubeugen, ist verständlich. Doch tun Sie sich damit etwas Gutes? Die Antwort ist: Nur in wenigen, begründeten Fällen, meist jedoch schaden sie sich damit.

Es gilt also, hier die feine Unterscheidung zwischen routinemäßiger Anwendung einer Prophylaxe und einer gezielten Anwendung solcher Medikamente bei Problemfällen zu treffen. Die Einnahme von Medikamenten zur Prophylaxe kann krankheitsmindernd sein, aber nur wenn sie gut begründet ist. Auf der anderen Seite gibt es durchaus Hinweise, dass Menschen mit mehreren schwerwiegenden Risikofaktoren wie Bluthochdruck, Cholesterinerhöhung, Übergewicht oder Diabetes, auch von der routinemäßigen Anwendung eines Medikamentencocktails (sog. Polypill) profitieren können. Dies ist möglicherweise eine Strategie für die Zukunft, allerdings nur wenn es nicht gelingen sollte, diese meist selbst verschuldeten Risikofaktoren in den Griff zu bekommen.

Vielleicht könnte man die beste Prophylaxe, damit sie sich leichter merken lässt, in einem einfachen Satz zusammenfassen: *Jeder Tag ohne Zigarette mit 30 Minuten oder drei Kilometern Bewegung ist mehr wert als die beste Prophylaxepille.*

Wie weiß ich, ob ein Medikament wirklich wirksam ist?

Hier wird das Hauptproblem der Arzneimitteltherapie angesprochen: Medikamente können Nutzen und Schaden anrichten. Entscheidend ist, dass nur jener das Medikament bekommt, der wirklich davon profitiert. Dann ist das Medikament ein Segen. Leider sind unsere wissenschaftlichen Analysen nicht so präzise, dass wir das immer genau wissen. Das gilt für Krebsbehandlungen genauso wie für Herzinfarkt, Schlaganfall oder andere Krankheiten und deren Behandlungen.

Sie aber haben eine Chance, ein bisschen mehr von der Treffsicherheit zu erfahren. Fragen Sie nach *NNT*. NNT steht für *Number Needed to Treat*, das heißt: Wie viele Patienten muss man wie lange mit einem Medikament behandeln, damit einer mehr überlebt oder wenigstens klar davon profitiert. Das weiß man heute bei fast allen untersuchten Therapien. Eine Zahl von 20 und darunter ist dabei ein sehr gutes Ergebnis. Es werden aber auch viele Behandlungen als hocheffizient (oder wie es in der Wissenschaft heißt „statistisch signifikant") bezeichnet, bei denen sie 100 und mehr Patienten fünf Jahre lang behandeln müssen, damit einer davon profitiert – das ist wirklich nicht viel. Das heißt nämlich, dass 99 Menschen fünf Jahre umsonst behandelt werden (mit möglichen Nebenwirkungen). Dieses Problem trifft für die Mehrzahl heute verordneter Medikamente zu. Eine der großen Herausforderungen der Medizin wird sein, aus dem Gießkannenprinzip eine präzisere Behandlungsstrategie zu machen. Dabei werden uns die Molekularbiologie und die Gentechnologie helfen. Dann wird die Medizin vermutlich billiger und effizienter, was normalerweise kaum zu vereinbaren ist.

Dennoch sollten Sie nicht vergessen: Durch moderne prophylaktisch oder therapeutisch eingesetzte Medikamente konnte in den letzten 20 Jahren vielen das Leben gerettet werden.

Über- und unterschätzte Medikamente

Für jedes Leid ein Mittel ist also nicht die vernünftigste Sichtweise. So wichtig und wirksam moderne Medikamente geworden sind, so sehr können sie zu Missbefinden, Nebenwirkungen oder gar zum Tod beitragen. Es lohnt sich daher, jene Medikamente zu erwähnen, die häufig über- oder unterschätzt sind. Dabei ist es sicher unzulässig, zu generalisieren, und letztlich muss die Gabe der Medikamente gut abgewogen und immer individuell sein. So ist es durchaus auch möglich, dass aus dem Kapitel der überschätzten Medikamente manchmal ein Medikament besonders sinnvoll ist. Dennoch sollten Medikamente aus dieser Gruppe immer hinterfragt werden.

Die meistüberschätzten Medikamente

Antibiotika

Antibiotika können lebensrettend sein, werden aber zu einem hohen Prozentsatz falsch verschrieben, nämlich bei Virusinfekten, deren Therapie viel vernünftiger durch Hausmittel geschieht als durch die „Chemokeule". Sehr vieles, was mit Husten, Schnupfen, Heiserkeit und Gliederschmerzen beginnt, hat einen Virus als Ursprung. Antibiotika helfen nicht bei Viruserkrankungen, aber die Nebenwirkungen können trotzdem auftreten. Lediglich bei hohem Fieber und schlechtem Allgemeinbefinden sollte man sofort an Antibiotika denken. Letztlich muss jedoch der fachkundige Mediziner die Entscheidung treffen. Der Druck auf den Arzt, Antibiotika zu verschreiben, sollte aber keinesfalls vom Patienten ausgehen, denn das führt fast immer zur großzügigen, meist nicht indizierten Verschreibung von Antibiotika. Antibiotika können sehr häufig die Darmflora beeinträchtigen und zu erheblichen Beschwerden im Magen-Darm-Trakt führen, welche wiederum zu schweren Entzündungen des Dickdarms führen können. Antibiotika sind einer der wesentlichen Meilensteine der modernen Medizin, nur falsch und zu häufig eingesetzt verlieren sie viel von ihrem Segen.

Harnsäuresenkende Mittel

Wer viele Laborparameter bestimmt, findet auch viele erhöhte oder nicht in der Norm befindliche Werte. Ein typischer Wert ist die überhöhte Harnsäure, meist Ausdruck einer ungesunden Lebensweise in der zivilisierten Welt. Daher sind erhöhte Harnsäurespiegel ein Risikofaktor für Herz-Kreislauf-Erkrankungen. Es ist unsinnig, einfach den Harnsäurespiegel ohne Not mit Medikamenten zu senken, anstatt die Lebensweise zu verändern. Es gibt dazu zahlreiche Untersuchungen, die keinerlei nützliche Wirkung dieser Strategie gefunden haben. Eine Ausnahme ist das Auftreten von Gichtanfällen. Hier ist die vorübergehende Harnsäuresenkung durch Medikamente sinnvoll, dennoch sollte beim Auftreten dieser früher als „Krankheit der Könige" bezeichneten Zivilisationsstörung vielmehr an eine Änderung des Lebensstils (Bewegung, Ernährung, Alkoholreduktion) als an eine dauerhafte Verabreichung von Medikamenten gedacht werden.

Es wiederholt sich ein vernünftiger Ratschlag dafür immer wieder: Gesunde moderate Ernährungsweise im Sinne einer mediterranen Kost, alles zu Fuß gehen, was möglich ist (insbesonders über Stiegen!), drei- bis fünfmal 30 Minuten bewusste, anstrengende Bewegung in der Woche, Verzicht auf Nikotin und nur moderater Alkoholkonsum sind weit effektiver und vor allem nebenwirkungsfreier als die Verabreichung einer Hand voller Medikamente.

Vitamine, Vitamine

Dass es in der zivilisierten Welt, die sich zweifellos nicht gesund ernährt, aber dennoch meist keinen Mangel an essenziellen Nährstoffen hat, erforderlich ist, Vitamine zu sich zu nehmen, ist nicht belegt. Müdigkeit, Antriebslosigkeit, diffuse Missempfindungen etc. mit Vitaminen zu behandeln ist ähnlich wie Bankschulden mit Staatsanleihen aus Griechenland zu tilgen. So hat sich die Bestimmung von Vitaminspiegeln im Blut (mit meist fraglichen Methoden) nur in Ausnahmefällen als sinnvoll erwiesen. Das bekannte Medizinfachblatt *Lancet* beschreibt den Vitaminhype als „costly, confusing, and without credibility" (kostenträchtig, verwirrend und unglaubwürdig). Dennoch kann in Einzelfällen die Gabe von Vitaminen sinnvoll sein. Hier ist vor allem das Vitamin D bei (älteren) Menschen, welche sich selten der Sonne aussetzen und damit dem wesentlichen

Vitamin-D-Produzenten entgehen, sinnvoll. In Einzelfällen mag der Vitamineinsatz sinnvoll sein, generell sind jedoch Vitaminduschen nicht angebracht, gibt es doch harte Hinweise, dass großzügige Vitamingaben krebsfördernd sein können.

Mineralstoffe, Spurenelemente und Nahrungsergänzungsmittel

Das am häufigsten verordnete Mineral ist Kalzium, welches vor allem für die Osteoporosetherapie verwendet wird. Wenngleich Kalzium für den Knochenstoffwechsel unbestritten wichtig ist, so ist es fraglich, ob dieses Mineral dauerhaft zur Knochenstabilisierung gegeben werden muss. Zwei neuere Untersuchungen haben ergeben, dass es durch die Verabreichung dieser Substanz zu einer Risikoerhöhung für Herzinfarkt und Schlaganfall kommen kann (ca. 20%ige Risikoerhöhung). Auch das Allroundmineral Magnesium, welches in mehr als 300 Stoffwechselvorgänge eingreift, ist zu hohen Ehren gekommen. Magnesium kann manchmal sinnvoll sein, aber nicht täglich. Gerade nach rigorosen körperlichen Anstrengungen und vor allem in Lernstress- und Prüfungssituationen ist dieses Mineral empfehlenswert. Es reduziert das Stresshormon Adrenalin, erweitert etwas die Gefäße und senkt somit geringfügig den erhöhten Blutdruck. Es hilft auch gut gegen Muskelkrämpfe.

Ob Spurenelemente wie Selen und sog. Radikalfänger (häufig Vitamine und Mikronährstoffe) protektiv bei Krebs- oder Herz-Kreislauf-Erkrankungen sind, ist nach den derzeitigen vorliegenden Untersuchungen fraglich. Sie stören oft nur das subtile Gleichgewicht der Stoffwechselvorgänge in den Kraftwerken der Zelle.

Nur in Einzelfällen ist die Verordnung dieser Nahrungsergänzungsmittel sinnvoll. Meist ist eine Mikronährstoffdusche mit Vitaminen, Spurenelementen und Mineralien, die bis zur Einnahme von zehn Präparaten täglich führt, vorwiegend ein Geschäftsmodell und hat wenig mit sinnvoller Medizin zu tun.

Psychopharmaka ohne Ende

So wichtig Psychopharmaka bei schweren Depressionen oder psychotischen Zuständen sein können, so sehr können sie zu unangenehmen Nebenwirkungen wie Abhängigkeiten, Stürzen und Wesensveränderungen, vor allem bei alten Menschen, führen. Auch sind Psychopharmaka vor allem im Zusammenhang mit der Verabreichung anderer Medikamente nicht harmlos. Sie können den Herzrhythmus stören und manchmal sogar zu tödlichen Rhythmusstörungen beitragen. Auch Magenblutungen können gehäuft auftreten. Vor allem betagte Patienten mit Verhaltensauffälligkeiten sind gefährdet, eine Vielzahl an Psychopharmaka zu bekommen. Psychopharmaka sollten immer wieder hinterfragt werden, auch ist (wie bei allen Medikamenten) immer wieder die Dauer der Verabreichung mit dem Arzt zu besprechen.

Medikamente gegen Demenz

Die Lobby der Antidemenzritter verkündet den Menschen, wie wichtig es sei, frühzeitig eine demenzielle Entwicklung zu erkennen, um eine entsprechend wirksame Therapie einleiten zu können. Doch dies ist mehr Wunschtraum als Realität. Das, was heute Medikamente (sog. anticholinergische Medikamente) in der Lage sind, gegen eine Demenz auszurichten, ist sehr bescheiden. Es kann zu leichten Verbesserungen der Gedächtnisleistung kommen, auch das Verhalten kann manchmal verbessert werden. Die Demenz mit ihren Folgen lässt sich allerdings durch diese Medikamente lediglich um einige Monate hintanhalten. Auf die eigentliche Erkrankung selbst haben diese Medikamente keinen relevanten Einfluss. Doch es scheint Licht am Horizont zu geben. Völlig neue Entwicklungen im Bereich der Alzheimerforschung versprechen in den nächsten Jahren die Therapie zu revolutionieren.

Hormone

In der Tumortherapie sind Hormone oder Antihormone unverzichtbar geworden. Zur Prophylaxe von Herz-Kreislauf-Erkrankungen, Wechselbeschwerden und Osteoporose haben sie allerdings einen fraglichen Wert. Hormone verursachen einen erheblichen Eingriff in die Stoffwechselprozesse des Körpers und sind nicht selten mit einer Erhöhung des Auftretens für Krebs- und Herz-Kreislauf-Erkrankungen vergesellschaftet. So sind die beliebten Hormone gegen Wechselbeschwerden ins Gerede gekommen, weil sie die Zahl der Brustkrebserkrankungen erhöht haben. Auch die segensreiche Wirkung für das Herz-Kreislauf-System hat sich als Irrtum erwiesen. Hormone sollten daher nur in Einzelfällen und sehr gezielt eingesetzt und auch immer limitiert werden.

Magenschutzpräparate

Dass unsere Fehlernährung und Übergewichtigkeit zu Sodbrennen, Aufstoßen und Völlegefühl führt, ist eigentlich nicht verwunderlich. Doch dass all diese Beschwerden mit Medikamenten, die die Aggressivität der Magensäure vermindern, behandelt werden sollen, ist nicht erforderlich. So angenehm es sein kann, aggressives Sodbrennen, eine schwere Gastritis oder ein Zwölffingerdarmgeschwür mit solchen Medikamenten wegschmelzen zu lassen, so problematisch ist die dauerhafte Verwendung dieser Substanzen, sei es nur deswegen, um den Magen vor den vielen anderen Medikamenten zu schützen. Denn wiederum gilt, dass diese Medikamente die Wirksamkeit anderer Medikamente beeinflussen und ebenfalls zu Nebenwirkungen führen können. Das vermehrte Auftreten von Schenkelhalsbrüchen, Nahrungsmittelallergien und Vitamin-B12-Mangel durch lang dauernde Einnahme von Magenschutzpräparaten ist nur ein Hinweis, dass kein Medikament, vor allem bei lang währender Verabreichung, frei von Nebenwirkungen ist.

Rheumamittel

Wer kennt nicht Kreuzschmerzen, gelegentlich Knie- oder Hüftschmerzen? Älterwerden tut weh. Effiziente Rheumamittel können erheblich leidmindernd sein, vor allem bei chronisch rheumatischen Entzündungen. Meist sind jedoch Abnützungserscheinungen der Gelenke oder der Wirbelsäule Grund für diese Beschwerden. Hier wird sehr schnell und vor allem allzu lang zu Rheumamitteln gegriffen. Länger verabreicht (über eine Woche) können diese Medikamente erhebliche Schäden an der Magen- und Dickdarmschleimhaut, aber vor allem am bereits angeschlagenen Herzen oder der Niere verursachen. Zunehmende Herz- und Nierenschwäche oder Herzinfarkte können die Folge sein. Von tausend Patienten, die ein solches Mittel über längere Zeit einnehmen, stirbt einer an einem Herzinfarkt. Es gilt daher, dass diese Mittel nur sehr kurz und vor allem gut überwacht eingenommen werden dürfen. Auch eine tägliche Gewichtskontrolle ist erforderlich. Wenn das Gewicht innerhalb weniger Tage um einige Kilogramm steigt, dann bedeutet das, dass sich Wasseransammlungen im Körper bilden, weil es das Herz oder die Niere nicht schafft, das durch diese Medikamente angesammelte Gewebswasser loszuwerden.

Die meistunterschätzten Medikamente

Vorweg eines: Medikamente sind ein wichtiger Teil der modernen Medizin. Die Verschreibung erfolgt meist nach standardisierten Leitlinien. Dies führt allerdings dazu, dass die Zahl der anwendbaren Medikamente beträchtlich wird, was wiederum zu den bereits genannten Problemen von Nebenwirkungen und mangelnder Therapietreue führt (wenn sechs Medikamente aufgeschrieben werden, nehmen lediglich 50 % der Patienten die verordnete Therapie ein). Wenn es sich um wichtige Medikamente handelt, kann die fehlende Therapietreue mit einer erhöhten Sterblichkeit verbunden sein.

Es ist also notwendig, wirklich wichtige Medikamente prioritär zu verordnen und einzunehmen. Aus diesem Grund möchte ich Ihnen einige der meist unterschätzten, daher aber auch häufig unterlassenen Medikamente anführen, welche großen Einfluss auf Lebensqualität und Lebensdauer haben.

Cholesterinsenker

Cholesterinsenker sind zwar „Blockbuster" der Pharmaindustrie und sorgen für hohe Umsätze. Dies holt zahlreiche Kritiker auf das Tapet, führt zur Verunglimpfung dieser hochwirksamen Medikamente und schließlich dazu, dass diese nicht mehr eingenommen werden.

Was bewirken diese Medikamente? Wie kein anderes Medikament (ausgenommen die Bluthochdruckmittel) greifen sie in den Gefäßverkalkungsprozess positiv ein. Gefäßverkalkungen sind die Basis von Herz-Kreislauf-Erkrankungen, die noch immer 40 bis 50 % der Todesursachen ausmachen. Diese Medikamente reduzieren das zur Gefäßverkalkung führende „böse" LDL-Cholesterin. Es ist gut untersucht, dass eine 10%ige Reduktion des LDL-Cholesterins zu einer mindestens 10%igen Reduktion des Herzinfarktrisikos führt. Meist eduzieren die Cholesterinsenker den Herzkreislauftod um 30 bis 50 % (relative Risikoreduktion). Da dies mit natürlichen Mitteln (Ernährungsumstellung und Pflanzenpräparate) nicht annähernd so erreicht werden kann, gehören diese Medikamente zu den wirksamsten überhaupt. Nebenwirkungen sind möglich, allerdings relativ selten und immer abklingend, wenn das Präparat gewechselt wird.

Gibt es natürliche Cholesterinsenker? Die wichtigsten natürlichen Cholesterinsenker sind mediterrane Kost und vermehrte körperliche Aktivität. Selbst wenn Sie sich bemühen, ihre tägliche Mahlzeit mit großen Mengen von Artischocken, Johannisbrotmark, Knoblauch, Soja, indischen Flohsamen, Haferkleie und anderen natürlichen Cholesterinsenkern zu gestalten, so werden Sie es doch leider nicht schaffen, Ihren Cholesterinspiegel um mehr als 10 bis 20 % zu reduzieren. Auch würde das notwendige Ausmaß an Knoblauch zu Ihrer Vereinsamung führen.

Blutdruckmittel

Wir haben schon festgestellt, dass in der westlichen Welt die Bluthochdruckerkrankung mit ihren Folgen die Hauptursache für alle Todesfälle darstellt. Allein die Senkung des Blutdruckes um 5 mm Hg kann zu einer 15%igen Reduktion des Herzinfarkt- und zu einer 30%igen Reduktion des Schlaganfallrisikos führen. Dies sind eindrucksvolle, gut untermauerte Zahlen. Wenngleich Gewichtsreduktion und tägliche Bewegung sowie (wiederum) mediterrane Kost die wichtigsten natürlichen Blutdrucksenker sind, so ist es in vielen Fällen nicht möglich, die gut definierten Ziele mit natürlichen Maßnahmen zu erreichen. Mittlerweile stehen zahlreiche gut untersuchte Medikamente zur Verfügung, wobei es in erster Linie nicht auf das spezielle Medikament selbst, sondern auf dessen Wirkung ankommt. Es ist also entscheidend, ob das Ziel (unter 140/90 mmHg für unter 80-Jährige und unter 150/90 mmHg für über 80-Jährige) bei 70 % der Messungen erreicht werden kann.

Mittel gegen Herzschwäche

Die Herzschwäche ist eine Epidemie unserer Zeit. In den westlichen Industrieländern ist die Herzschwäche der Hauptaufnahmegrund für Patienten in Krankenhäuser. Und Herzschwäche ist, wenn sie stark ausgeprägt ist, mit gleich schlechter Prognose behaftet wie eine fortgeschrittene Krebserkrankung. Aber es gibt Mittel dagegen. Diese sind hochwirksam, ihre Wirkung wird allerdings nicht sofort empfunden, daher werden sie häufig nicht mit entsprechender Konsequenz eingenommen. Zu diesen Mitteln gehören sog. ACE-Hemmer, Betablocker, Aldosteron-Antagonisten und wassertreibende

Medikamente. Eines ist bei einem schwachen Herzen besonders zu beachten: Der Puls soll niedrig sein (unter 70/min), denn kranke Herzen können ihre beste Kraft bei niedriger Geschwindigkeit erzielen. Aus diesem Grund wurde neuerdings auch ein zusätzliches Medikament zur Verlangsamung des Pulses entwickelt, das die Herzleistung verbessert.

Blutverdünner

Aspirin als milder Blutverdünner ist hinlänglich bekannt und wird vor allem nach Herzinfarkt und Schlaganfall benötigt. Als Prophylaxemedikament ist es allerdings sehr umstritten, was in diesem Buch bereits näher beschrieben wurde. Gemeint sind hier allerdings intensivere Medikamente zur Blutverdünnung, die vor Schlaganfall bei sog. Vorhofflimmern schützen. Vorhofflimmern ist die häufigste Rhythmusstörung und man geht davon aus, dass 5 bis 10 % der Menschen über dem 70. Lebensjahr eine solche Rhythmusstörung aufweisen. Je nach zusätzlich vorhandenem Risiko (höheres Alter, Bluthochdruck, Herzschwäche, Blutzuckererkrankung, durchgemachte Durchblutungsstörungen im Gehirn) besteht ein mehr oder weniger hohes Risiko, aufgrund dieser Rhythmusstörung einen Schlaganfall zu erleiden. Ursache sind Blutgerinnsel, die dabei in der linken Vorkammer des Herzens gebildet und dann ins Gehirn verschleppt werden können. Wenn dies der Fall ist, ist der dann stattfindende Schlaganfall meist sehr ausgeprägt und oft mit einer halbseitigen Lähmung verbunden. Dieses Risiko kann mit sog. Vitamin-K-Hemmern oder mit neueren, noch sichereren Blutverdünnern dramatisch reduziert werden. Doch nur 50 % derjenigen Patienten, die dafür infrage kommen, nehmen dieses Medikament ein. Dies hängt vor allem damit zusammen, dass die Ärzteschaft gegenüber dieser Medikation zurückhaltend agiert. Fragen Sie also bei Vorhofflimmern Ihren Arzt, warum Sie keine Blutverdünnung bekommen.

Schmerzmittel bei schweren Schmerzen
(„Ein Indianer kennt keinen Schmerz.")

Die Zunahme des Schmerzmittelverbrauchs, insbesondere auch der Einsatz von Morphiumpräparaten bei schwersten Schmerzen zeigt, dass bei der Ärzteschaft ein Umdenken bezüglich der Schmerzbefreiung stattgefunden hat. Immer noch leiden jedoch Menschen Schmerzen, die das nicht müssten. Heute sind die Erkenntnisse über eine gute Schmerztherapie weit fortgeschritten. Oft wird der Einsatz von synthetischen Morphiumpräparaten von Patienten abgelehnt, weil sie glauben, damit dem Tod geweiht und für eine Suchtentwicklung programmiert zu sein. Diese Befürchtung ist nicht real und verhindert manchmal Schmerzfreiheit.

Meist ist es eine Kunst, mittels Kombination von Schmerzmitteln eine ausreichende Schmerzkontrolle zu erzielen. Voraussetzung ist, dass der Schmerz gut abgeklärt ist und so seine Warnfunktion schon erfüllt hat. Nicht zu vergessen sind Infiltrationstechniken zur Schmerzkontrolle, die immer noch von zu wenigen Ärzten beherrscht werden. So ist die gezielte Verödung von Schmerzfasern oder die Infiltration von hochwirksamen Medikamenten an den Ort der Schmerzentstehung (sog. Neuraltherapie) oft unglaublich wirksam.

Nicht zu vergessen ist der seelische Überbau eines lang dauernden Schmerzleidens. Dafür ist es häufig erforderlich, das Schmerzgedächtnis mittels kombinierter Strategien inklusive psychotherapeutischen und physikalischen Maßnahmen zu beeinflussen.

Cortison

Bereits an anderer Stelle dieses Buches wurde über Cortison berichtet. Kurz sei es nochmal erwähnt: Cortison ist ein körpereigenes Hormon (heißt dort Cortisol) und ist kein Gift. Cortison ist ein hochwirksames Medikament und noch immer in zahlreichen Fällen lebensrettend. Richtig dosiert und begrenzt angewendet ist dieses Medikament in vielen Fällen unverzichtbar. Sein schlechter Ruf stammt aus Zeiten zu hoher Dosierung und zu langer Anwendung. Die moderne Medizin hat gelernt, mit Cortison umzugehen und kann dieses auch vernünftig dosieren. Für die Gifttheoretiker sei bemerkt: Es ist schwer nachvollziehbar, dass uns die Natur (oder der liebe Gott) eine Giftdrüse in die Nebenniere eingebaut hat.

Hausmittel

Moderne Medizin kann in vielen bedrohlichen Fällen oft erstaunliches leisten. 80 % der Ursachen, die Menschen zum praktischen Arzt führen, sind aber vorübergehende, selbstlimitierende und nicht bedrohliche Erkrankungen (auch wenn sie anfangs oft so aussehen). Klassische Beispiele sind Virusinfekte und Rückenschmerzen (die, wenn sie über sechs Wochen bestehen, natürlich näher abgeklärt werden müssen). In den allermeisten Fällen ist es nicht notwendig, mit Geschossen der modernen Medizin auf diese Erkrankungen zu ballern. In diesen Fällen sind bewährte Hausmittel von Großmutter und aus Gottes Naturapotheke die Mittel der Wahl. Wickel, Umschläge, Einreibungen, Inhalationen und diverse Teezubereitungen können exzellent lindern und die Selbstheilungskraft des menschlichen Organismus bestens unterstützen.

Selbstverständlich werden zahlreiche Experten bei der Aufzählung der unterschätztesten Medikamente einige vermissen. Diese Aufzählung erhebt allerdings auch keinen Anspruch auf Vollständigkeit und ist überdies subjektiv gefärbt.
Am Ende dieses Kapitels möchte ich ein Zitat von Baltasar Gracián y Morales aus dem 17. Jahrhundert erwähnen, das mehr denn je Gültigkeit hat: „Der Arzt braucht gleich viel Wissenschaft zum Nichtverschreiben wie zum Verschreiben und oft besteht die Kunst gerade in der Nichtanwendung der Mittel."

Pharma: von Fluch und Segen des freien Marktes bis zur Fortbildung

Keine Frage – Pharmafirmen bewegen die Welt. Sie bewegen große Aktienvolumina und Umsätze, sie beschäftigen Zigtausende von Menschen, sie sind gewinnorientiert und ein wesentlicher Bestandteil der erfolgreichen westlichen Medizin. Pharmafirmen verwenden unglaublich viele Forschungsgelder, um einmal den großen Gewinn zu machen. Dies ist auch letztlich der Grund, wieso vor allem bei Massenkrankheiten wie Herz-Kreislauf-, Zucker-, Krebserkrankungen und Infektionen unvorstellbare Geldmengen investiert werden. Um ein Produkt zur Marktreife zu bringen werden nicht selten Milliarden von Dollar oder Euros investiert. Dabei bleiben 20, 30 oder noch mehr Produkte im Versuchsstadium stecken und werden wieder verworfen. Dies erklärt ganz einfach, wieso diese nicht karitativ arbeitenden Organisationen oftmals ungeheure Summen für ihre Produkte verlangen. Shareholder-Value lässt grüßen, der Aktienbesitzer will Geld sehen. Dennoch muss man aber konstatieren: Auch wenn Medikamentenforschungen an Universitäten betrieben werden, ein Ersatz für private Unternehmen wären diese niemals, denn sie könnten das Volumen nie leisten. Und natürlich bleibt einiges auf der Strecke. Erkrankungen, die die Welt nicht berühren, also nicht Massen von Menschen betreffen, sind nicht umsatzträchtig und daher auch in der Beforschung nicht so attraktiv.

Pharmaunternehmen sind also gewinnorientierte Privatunternehmen und haben (wie alle großen Unternehmen) ein Marketing. Nachdem meist Ärzte ihre Produkte verschreiben, sind sie neben den Apotheken die erste Zielgruppe für dieses Marketing. Dass hier sehr leicht der Bogen überspannt werden kann, ist einleuchtend. Peinlich sind Incentivereisen für Ärzte zum Lachsfischen nach Schottland, die zur Verfügungstellung einer gesamten Büroeinrichtung oder gar Autos. Nicht selten sind diese aggressiven Marketingmethoden, die auch vor renommierten Professoren nicht haltgemacht haben, in der Skandalpresse breitgetreten worden. Und zweifellos: Es ist keine Frage, diese Praktiken haben in einer seriösen Medizin nichts verloren. Dennoch ist der Grat schmäler, als man glaubt. Die Pharmaindustrie investiert heute noch viel Geld in die Fortbildung von Ärzten und es ist nicht vermessen, zu behaupten: Würde sich die Pharmaindustrie gänzlich aus der Fortbildung zurückziehen, würde dies merkliche Wissenslücken (und nicht nur Marketingdefizite) produzieren. Dass dies nicht zum Vorteil von Patienten sein kann, ist eigentlich einleuchtend.

Gerade junge, aufstrebende Ärzte sind finanziell meist nicht in der Lage, sich weite Kongressreisen zu leisten. Grundsätzlich sind Kongresse heute nicht mehr notwendig, um Wissen zu erlangen. Dafür gibt es zahlreiche Literaturplattformen, die den letzten Schrei von gestern bereits heute online stellen. Aber es geht bei Kongressen um den sehr wichtigen Erfahrungsaustausch, das Über-den-Tellerrand-Sehen, die Kommunikation mit Menschen aus verschiedenen Teilen der Welt, die in gleicher Weise ärztlich tätig sind. Diesen schmalen Grat der konstruktiven Zusammenarbeit abseits von Korruption korrekt zu gehen ist eine der wichtigen Aufgaben der ärztlichen Profession. Auch wenn es viele bezweifeln, es ist durchaus möglich, in verträglichen Grenzen und unter Wahrung fairer Bedingungen (*good medical practice*), einen Weg gemeinsam und nicht gegen die Pharmaindustrie zu gehen.

Dass Ärzte gekauft werden, ist nicht auszuschließen, wird aber, wie die Entwicklung der letzten Zeit gezeigt hat, immer seltener und schwieriger. Jeder seriöse Arzt, der einen Vortrag hält, muss bereits seine Verbindungen zur Pharmaindustrie offenlegen. Dass dies manchmal noch etwas verschämt und nur ganz kurz geschieht, zeigt, dass dieser neue offene Weg nicht immer leicht zu gehen ist. Dass Ärzte manchmal zu intensive Verbindungen mit Pharmafirmen haben, ist die eine Seite, dass sie alle gekauft sind, jedoch ein frommer Wunsch sensationslüsterner Boulevardjournale. Auch vertrauen Ärzte pharmagesponserten Forschungen deutlich weniger. Sie wissen um Marketing- und Geschäftsstrategien von Pharmaunternehmen. Es wird eine wichtige Aufgabe der medizinischen Lehrer sein, durch eigenes Vorbild die junge Ärztegeneration in diesem sensiblen Bereich zu leiten.

Ein weiteres wichtiges Kapitel der neueren Zeit sind Nachbaumedikamente, die sog. *Generika*. Sie sind genauso wirksam, nur um 50 % billiger als die Originalmedikamente. Mindestens ein Drittel der häufig verschriebenen Medikamente könnte noch durch solche Nachbauprodukte ersetzt werden. Manchmal kommen Nachbaumedikamente und Originalpräparate aus derselben Maschine. Die Pharmaindustrie hat auf ihren Präparaten einen Patentschutz von 20 Jahren, der in Wirklichkeit oft nur zehn Jahre wirksam ist, da es auch viele Jahre braucht, bis das Präparat nach der Patentvergabe marktreif ist. Nach Ablauf dieses Patentschutzes ist es möglich, das Medikament deutlich billiger zu vertreiben, weil die eigentliche Produktion ja meist nicht sehr teuer ist. Ist das gerecht? Zweifellos. Es gibt vor allem ärmeren Ländern die Chance, ansonsten teure Medikamente unter ihre Bürger zu bringen, aber auch reicheren Ländern die Möglichkeit, ihr hochgefahrenes Gesundheitssystem zu stabilisieren. Dennoch sind nicht alle Nachbaumedikamente gleich. Sie können sich in Nuancen unterscheiden, was meist nicht sehr bedeutend ist, aber in einigen Fällen nicht ohne Probleme sein kann. Dies ist vor allem bei bestimmten Krebserkrankungen und in der Transplantationsmedizin der Fall.

Dann spielt noch ein wesentlicher Faktor eine Rolle: der grimmige Bruder *Nocebo* (= Nebenwirkungen oder fehlende Effekte durch negative Erwartungshaltung). Von Nachbaumedikamenten erwartet sich der Patient eine niedrigere Qualität, und weil sie manchmal eine andere Form oder Farbe haben, ist das Vertrauen in diese Präparate (unberechtigt) oft gering. Dass dies nachhaltige Auswirkungen auf die Wirksamkeit der Präparate haben kann, dafür ist unser komplexes Gehirn mit seinen Vorstellungen, Ängsten, Erwartungen und oft skurrilen Ausformungen verantwortlich. Dass dies auch Einfluss auf unser inneres Heilsystem hat, daran besteht heute kein Zweifel mehr.

Es ist daher wichtig zu wissen: Nachbaumedikamente sind in den allermeisten Fällen genauso wirksam wie die Originalpräparate.

Fazit: Zu Medikamenten

- Wirksame Medikamente sind dann einzusetzen, wenn die Trefferquote hoch ist.
- Fragen Sie, wie hoch die Trefferquote ist: Wie viele Menschen müssen wie lange behandelt werden, damit einer davon profitiert? Dann können Sie besser über Nutzen und die einzugehenden Risiken und Nebenwirkungen entscheiden.
- Bitten Sie von Zeit zu Zeit Ihren Arzt, alles abzusetzen, was nicht unbedingt nötig ist. Wenn immer Ihr Medikamentenverordnungsblatt mehr als fünf verschiedene Medikamente aufweist, sprechen Sie darüber mit Ihrem Hausarzt. Das kann Ihnen manchmal einiges Leid oder zumindest einige Nebenwirkungen ersparen.
- Sterben Sie aber auch nicht den „Medikamentenverweigerer-Heldentod". Dies mag zwar respektabel sein, ist aber ziemlich sinnlos und nicht selten frühzeitig letal.
- Vertrauen Sie dem Arzt mehr als den Beipackzetteln. Letztere dienen mehr der juridischen Absicherung von Pharmafirmen und der Schreckensbildung als einer sinnhaften Warnpflicht, schon gar nicht einer Vertrauensbildung (ohne die es doch nicht geht).

VII. VOM UMGANG
MIT DEM TOD

Die Wer-ist-schuld-Debatte

Es ist nicht so selten: Menschen, die mitten im Leben stehen, die bekannt, geliebt, gefürchtet oder geschätzt sind, gibt es plötzlich nicht mehr. Nichts deutet für Familienangehörige vordergründig darauf hin, auch der kürzlich konsultierte Arzt konnte es nicht voraussehen. Auch wenn sehr häufig das Risiko dafür offensichtlich ist oder eigentlich offensichtlich hätte sein müssen, ist die Familie, ist das Umfeld konsterniert über das Ereignis. Dass aber der übergewichtige Diabetiker, der gestresste Raucher, der langjährige Bluthochdruckpatient, der seine Medikation kaum regelmäßig nimmt, von längst definierten Risikofaktoren bedroht wird, ist nach außen schwer vermittelbar. Meist reden wir von Menschen, die mit ihrem Sterbealter vor 100 Jahren noch über dem Durchschnitt gewesen wären. Aber heute sollte doch alles machbar sein. Genau dies ist es leider nicht und heute wie vor 100 Jahren schlägt das Schicksal oft unbarmherzig zu. Das ist für Menschen im mittleren Alter nicht selten, aber wie ist es, wenn unvermutet jemand im jungen Erwachsenenalter einer schweren Infektion zum Opfer fällt, die zwar selten geworden ist, aber immer noch tödlich verlaufen kann?

So wie bei Sandra. Sie wäre in vier Monaten 22 Jahre alt geworden. Vor drei Tagen hatte sie, wie schon öfter in ihrem Leben, Gliederschmerzen, Unwohlsein und etwas Fieber. Sie konsultierte sogar den Hausarzt, der – wie bei zahlreichen anderen Patienten zu dieser Zeit – einen grippalen Infekt diagnostizierte. Also eine harmlose Viruserkrankung, wie sie millionenfach jedes Jahr auftritt. Doch am nächsten Tag ist etwas ein bisschen anders: Auf der Haut zeigen sich kleine blaue Flecken, die immer größer werden, und auch das Allgemeinbefinden verschlechtert sich dramatisch. Die rasche Einweisung in das nahe Universitätsklinikum führt direkt auf die Intensivstation, wo zwar die Diagnose rasch klar, aber der Kampf um das Leben der jungen Patientin ein Kampf gegen die Uhr ist. Die Diagnose: Meningokokken-Sepsis, eine Erkrankung durch (nicht so seltene) Bakterien, die bei manchen Menschen, vermutlich wegen eines nicht erkennbaren Immundefektes, schwerwiegend und tödlich verlaufen kann. Sandra kämpft tapfer.

Sie wird an eine Beatmungsmaschine und später auch an eine Maschine, die ihre versagende Nierenfunktion übernimmt, angeschlossen. Ein ganzer Turm von Medikamenten und Spritzen ist an ihrem Bettrand sichtbar, alles gegen Kreislaufversagen, Blutgerinnungsstörung, Nierenversagen, Infektion und Lungenversagen gerichtete Medikamente. Die Haut ist nun von Blutergüssen übersät, eigentlich nur mehr ein riesiger blauer Fleck mit geringen Aussparungen von normaler Haut. Die Infektion verläuft so rasend, dass sie nicht mehr gestoppt werden kann. Das Unheil nimmt seinen Lauf und am Ende stehen die verzweifelten Eltern neben der toten Tochter. Ihr erster Gedanke ist: „Jemand muss Schuld haben, das darf es heute nicht geben. Wahrscheinlich war es der Hausarzt, der dieses Problem nicht erkannt hat."

Doch wie hätte er es erkennen können, zumal der Beginn dieser Erkrankung meist völlig unspektakulär und unauffällig verläuft. Und manchmal kann es beim Auftreten der ersten verdächtigen Zeichen schon zu spät sein. Manchmal ist noch einiges möglich, wie weitere drei Fälle in diesem Jahr gezeigt hatten. Zweimal konnte Heilung erzielt, einmal das Leben gerettet, aber mit einer schweren Herz- und Nierenschwäche behaftet zurückgelassen werden. Eine rasende Verbreitung von Bakterien im Körper (man nennt dies bakterielle Sepsis) ist auch heute noch eine massive Herausforderung für die Medizin. Wenn es gelingt, in den allerfrühesten Stunden, man spricht hier von einer frühen zielgerichteten Therapie, mit Antibiotika aktiv zu werden, kann das Beschwerdebild positiv beeinflusst werden. Dabei zählt jede Stunde, ähnlich wie bei Herzinfarkt oder Schlaganfall. Zeit ist also ein entscheidendes Thema, aber die ist einem nicht immer geschenkt.

Und manchmal sind die Verläufe auch wirklich schicksalhaft, weil sich die frühe Notwendigkeit des Einsatzes einer Intensivtherapie nicht immer klar zeigt. In einer Zeit, in der vieles machbar scheint und in den Augen mancher sogar alles möglich sein muss, ist es völlig unverständlich, warum solche Dinge nicht machbar sind. Die Akzeptanz einer solchen schicksalhaften Situation ist immer weniger vorhanden. Es muss einen Schuldigen im System geben, es muss jemanden geben, selbst wenn es Gott ist, der diese Situation verschlampt hat. Wie anders war es doch, als Menschen Schicksale noch akzeptieren konnten und daraus oft gestärkt hervorgingen.

Wie anders verläuft es doch bei Herrn L. Der 45-jährige Fernfahrer ist seit einer Woche zu Hause. Es plagen ihn heftige Magenkrämpfe, Übelkeit, Erbrechen und seit drei Tagen hat er hohes Fieber. Seine Frau drängt ihn ins Krankenhaus, das er widerwillig aufsucht. Als er eintrifft, sind der Kreislauf geschwächt, die Atmung schwer und die Niere bereits angegriffen. Im Blut zeigen sich Zeichen einer massiven Entzündung, deren Ursprung vorerst nicht klar ist. Eine rasche Untersuchung mit Ultraschall und Computertomografie (obwohl dies bei eingeschränkter Nierenfunktion problematisch ist) ergibt eine massive Entzündungsreaktion im Bereich des Magens. Die darauf durchgeführte Notfallspiegelung des Magens zeigt ein sich beinahe auflösendes Magengewebe. Ich selbst habe bei meiner 30-jährigen Tätigkeit, nach Tausenden Magen-, Zwölffingerdarmgeschwüren und Gastritisfällen so etwas noch nie gesehen. Herr L. befindet sich in einem äußerst kritischen Zustand. Die ängstlich wartende Frau wird von ihren zwei kleinen Kindern begleitet. Da sich die Situation trotz intensivster Therapie mit allen Möglichkeiten der modernen Intensivmedizin verschlechtert, muss ich die verzweifelte Gattin über die Möglichkeit des bevorstehenden Todes ihres Mannes informieren. Zuvor konsultiere ich den diensthabenden Chirurgen, einen begabten und erfahrenen Oberarzt der Abteilung, und bespreche mit ihm die Sache. Neun von zehn Chirurgen würden in dieser Situation einen operativen Eingriff niemals wagen, da die Wahrscheinlichkeit eines negativen Ausgangs mehr als 90 % beträgt. Warum sollte also in einem verzweifelten Fall der Patient unter dem Messer des Chirurgen und nicht unter Therapie auf der Intensivstation versterben? Dies würde möglicherweise nur negativ ausgelegt und zum Nachteil gereichen. Diese Überlegungen von Ärzten spielen in unserer schadenersatzrechtlich immer aggressiver werdenden Welt eine nicht unerhebliche Rolle. Doch ich kann den Chirurgen davon überzeugen, dass die letzte Chance die Entfernung des schwer infizierten Organes ist. Er ist nach intensiver Abwägung einverstanden und ich eröffne diese letzte, wohl eher unrealistische Chance der Frau des mit dem Tode ringenden Patienten. Der Rest der Geschichte ist rasch erzählt, hat aber unglaublich lang gedauert. Das massiv infizierte Organ kann entfernt werden und damit ist erst die Chance gegeben, dass sich Heilung einstellen kann. Nach insgesamt sechswöchigem Intensivstationsaufenthalt, zahlreichen Komplikationen und Rückschlägen kann Herr L. drei Monate nach Eintritt in das Krankenhaus gesund entlassen werden.

Zweifellos ein Triumph der modernen Medizin, aber auch des Mutes eines Chirurgen in einer Zeit, in der Mut oft eher zur Kategorie „töricht" gerechnet wird. Die dankbare Frau des Patienten konnte keine größeren Geschenke machen als die Worte: „Ich danke Gott, dass ihr es versucht habt." Sie hätte aber auch in ihrer Bescheidenheit das tödliche Schicksal, das ihr durch günstige Fügung erspart geblieben ist, akzeptiert. Das ist selten geworden.

Da ist auch noch die Geschichte der Frau des Chellospielers Phil E., eines bekannten Musikers. Er hat sein Leben der klassischen Musik gewidmet und kann die Menschen mit den einfühlsamen Klängen seines Chellos verzaubern. Er hat lange darum gekämpft, seinen

Traumberuf ausüben zu dürfen. Schon früh hat er sein behütetes bürgerliches Umfeld verlassen, um in die große Stadt auf ein Konservatorium zu gehen. Dort hatte er seine Ausbildung erhalten und sich seine ersten Sporen verdient. Er verließ seine Heimat, um im fernen Amerika sein Glück zu versuchen. Nach Jahrzehnten hat er sich etabliert und war seit einigen Jahren in die große Stadt der Musik nach Hause zurückgekehrt. Er war nun ein renommierter Künstler, von einigen fanatisch verehrt und von einigen Gönnern großzügig gefördert. Er hatte in den USA seine große Liebe gefunden. Eine einfühlsame Frau, die er auf seine Art verehrt, die jedoch das Glück nie finden kann. Obwohl sie ihren Mann und ihre Familie immer wieder tatkräftig unterstützt hat, fällt es ihr schwer, im Schatten ihres von vielen Menschen verehrten Mannes zu leben. Dies ist wohl der Grund, wieso sie sich dem Alkohol zuwendet und sehr viel raucht. Den Kampf gegen die Alkoholkrankheit seiner Frau kann Herr E. gewinnen. Er muss aber auch zahlreiche Rückschläge einstecken. Durch den langjährigen Nikotingebrauch verschlechtert sich ihre Lunge zunehmend, die Gefäße sind stark angegriffen und bereits mehrfach hat sie mit Gefäßstützen in verschiedenen Bereichen versorgt werden müssen. Mehrere Lungenentzündungen, Bluthochdruck und eine Stoffwechselkrankheit haben sie bereits an den Rand des Todes geführt und vor fünf Jahren hat sich schon das Ende abgezeichnet. Damals hat jedoch mit allem intensivmedizinischen Aufwand und mehrwöchiger künstlicher Beatmung das Leben wieder gerettet werden können. Dazu kommt, dass der Frau familiär eine depressive Grundhaltung in die Wiege gelegt wurde und sie immer wieder über ihr freud- und nutzloses Leben spricht, dem sie nicht mehr nachhängt. Ihr Gatte kann dies alles nicht verstehen. Bei all seiner künstlerischen Genialität ist er ein Mensch, der an die Machbarkeit aller Dinge glaubt. Die zerstörten Gefäße müssen nur geschient, die aufgebrauchte Lunge nur von einem ordentlichen Fachmann behandelt oder sonst halt möglichst transplantiert, die Depression mit Medikamenten versorgt werden, dann sollte eigentlich alles wieder gut sein. Dass dieser einfache Reparaturgedanke von der Medizin nicht ohne Weiteres umgesetzt werden kann, lässt ihn mehr an die Unfähigkeit der Ärzte als an die Unerfüllbarkeit seiner Wünsche denken. Auch wenn seine Frau mittlerweile nur mehr wenige Meter ohne Sauerstoffzufuhr gehen kann, will er sie im Leben halten.

In den letzten beiden Jahren kommt es zu sieben mehrwöchigen Krankenhausaufenthalten, die erstaunlicherweise immer wieder dazu führen, dass Frau E. nach Hause entlassen werden kann, auch wenn ihre Lebensqualität minimal ist. Die Ärzte haben mehrfach vorsichtig versucht, dem Künstler nahezubringen, dass er in nächster Zeit wohl auch mit dem Tod der Gattin rechnen müsse. Trotz einfühlsamer Worte finden solche Gedankengänge bei ihm keine Akzeptanz, werden sogar mit Unverständnis und Vehemenz abgelehnt. Als Frau E. dem behandelnden Arzt am Krankenbett mitteilt, sie wolle nun nicht mehr leben, es sei genug und sie würde Gott danken, wenn sie die Welt verlassen könne, ist dieser Arzt in einer Zwickmühle, weil er weiß, dass ein Leben mit so reduzierten Möglichkeiten dann rasch zu Ende gehen kann, wenn der Patient nicht mehr daran hängt. Er ruft daher den Hausarzt des Künstlers an, um ihm mitzuteilen, dass das Szenario eines möglichen plötzlichen Todes vor der Tür stehe und dass er nun auch ihn, den Hausarzt, bitte, dem Künstler dieses Szenario einfühlsam nahezubringen. Er hofft, dass er dies wenigstens von seinem Hausarzt akzeptieren könne. Aber auch dieser ist nicht in der Lage, diese Botschaft zu vermitteln, und so kommt es, wie es kommen musste.

Frau E. verstirbt in einer der nächsten Nächte friedlich, in einem Alter, das man bei der Schwere der zugrunde liegenden Erkrankungen mit mehreren Herzinfarkten, jahrelanger Stoffwechselerkrankung, durchgestandener Krebs- und weit fortgeschrittener Lungenerkrankung nie für möglich gehalten hätte. Verständnislos sitzt der Künstler neben dem leblosen Körper seiner Frau und komponierte ein letztes Lied für sie. Es ist seine Art, sich von ihr zu verabschieden. Doch der Glaube an die Machbarkeit aller Dinge des Lebens lässt ihn lange verzweifeln. Er ist zutiefst überzeugt, dass in der Todesnacht ein Fehler passiert sein muss und dass er bei besserer Aufmerksamkeit noch immer seine Frau an seiner Seite haben könnte, auch wenn er niemals akzeptieren kann, dass sie das eigentlich gar nicht mehr wollte.

Es gibt viele Menschen, die das Schicksal, das uns die Welt bereithält, niemals akzeptieren können. Erst wenn es ihnen – oft nach Jahren – gelingt, ihre Opferrolle abzulegen und zu verstehen, dass einem das Leben, das Schicksal oder andere Leute überhaupt nichts schulden, so können sie das Leben und ihre Liebsten als unglaubliches Geschenk und Glück akzeptieren, auch wenn diese schon gegangen sind.

Was ist lebenswertes Leben?

Frau R. beschwert sich nach der Wiederbelebung ihrer Mutter

Die Tochter einer schwer kranken Mutter hatte folgende Begegnung mit der modernen Krankenhausmedizin, die sie dem Direktor des Hauses in einem erbitterten Brief klagt:

Sehr geehrter Herr Direktor!

Im Anhang übermittle ich Ihnen eine Mahnung betreffend Kosten von € 256,- (Mahnspesen wurden auch schon vorgeschrieben ...) für den Aufenthalt meiner Mutter Martha R. Ich bin nicht bereit, dies zu bezahlen. Bitte erkundigen Sie sich bei Dr. N., was in dieser Zeit mit meiner Mutter geschehen ist.

Meine Mutter wurde am 28. November – gegen ihren ausdrücklichen Willen – nach einem Herz-Kreislauf-Stillstand wiederbelebt ... und liegt seither mit schwerem Gehirnschaden als vollkommener Pflegefall im Heim. Es ist für mich und unsere Familie eine sehr, sehr schwere Zeit, und wenn ich daran denke, dass meine Mutter vorher schon auf der Chirurgischen Abteilung mit akuter Gallenblasenentzündung und anschließend beidseitiger Lungenentzündung gelegen ist und mit den Oberärzten besprochen hatte, dass sie nicht mehr operiert werden und keinerlei lebensverlängernde Maßnahmen haben möchte ... dann ist es für mich unerträglich, damit klarzukommen, was anschließend am 28. November in Ihrer Abtei-

lung unter OA Dr. N. „passiert" ist! Es nützt meiner Mutter auch gar nichts, dass sich der Oberarzt am 2. Dezember auf der Intensivstation bei mir „dafür ausdrücklich entschuldigt" hat. Für unsere Mutter – und für die gesamte Familie – ist dieser „Zustand" einfach nur schlimm, eigentlich unerträglich!

Nach einer TV-Sendung am Samstag, dem 12. Februar des Jahres, beim Bürgeranwalt hat mich meine Tante ausdrücklich gebeten, auch im Fall meiner Mutter eine Klage einzubringen! Ich weiß nicht, woher ich dazu die Kraft und die Nerven nehmen sollte. ...

Soviel nur kurz zu diesem mehr als „leidigen" Thema! Ich ersuche jedenfalls, die Vorschreibung der Kosten für diesen Aufenthalt im Krankenhaus aus den angeführten Gründen zu streichen. Dies ist wohl das allerwenigste, was Ihr dazu beitragen könnt!

Mit (un)freundlichen Grüßen
R. R.

Die Antwort des Direktors lautete nach Rücksprache mit der behandelnden Station wie folgt:

Sehr geehrte Frau R.!

Ihr Schreiben betreffend die Reanimation Ihrer Mutter auf unserer Abteilung wurde mir zugeleitet, weswegen ich dazu gerne eine Stellungnahme abgeben möchte.

Ich habe Ihre Zeilen mit Betroffenheit gelesen und kann daraus Ihre eigene Betroffenheit, Verzweiflung und Wut über das Geschehene gut nachvollziehen. Ich kann Ihnen aber auch versichern, dass die Reanimation Ihrer Mutter keineswegs in Missachtung ihrer eigenen Wünsche geschehen ist, sondern aus dem ärztlichen Grundsatz, sich im Zweifelsfall für das Leben zu entscheiden. Den damals tätigen Oberarzt kenne ich als einen zutiefst ethischen Grundsätzen und nicht einer Maximalmedizin verpflichteten Kollegen. Er hat eine spezielle palliativmedizinische Ausbildung, welche primär darauf ausgerichtet ist, Leiden zu mildern und nicht Leben um jeden Preis zu verlängern.

Dennoch hat sich eine Situation dargestellt, bei der zwar auf der chirurgischen Abteilung eine gewisse Zurückhaltung in Richtung Operation vereinbart, nach einer Besserung der Bauchsymptomatik jedoch um eine Therapieoptimierung der Begleitleiden gebeten wurde. Die Transferierung an unsere Abteilung wurde also mit einem klaren Wunsch nach Behandlung der verschiedenen internistischen Leiden (Lungenentzündung, Herzschwäche, Diabetes etc.) verbunden. Ein ausdrücklicher Wunsch nach Verzicht auf eine Reanimation wurde uns sicherlich nicht kommuniziert. Auch lag diesbezüglich keine Patientenverfügung oder dokumentierte Willensbildung mit der Familie vor, sodass OA Dr. N. aus der Situation heraus – er hatte Ihre Mutter wenige Minuten zuvor bei der Visite noch vital, orientiert, ohne wesentlichen Leidensdruck gesehen – davon ausgehen musste, ihre vitalen Funktionen im Rahmen des akut aufgetretenen Ereignisses erhalten zu müssen. Ich bitte Sie auch zu bedenken, dass wir in dieser Situation bei Unterlassung einer Reanimation (bei dem gegebenen Informationsstand) den Vorwurf einer unterlassenen Hilfeleistung mit Todesfolge kaum entkräften hätten können. Solcherart Vorwürfe hat es in medizinjuristischen Verfahren schon öfter gegeben.

Sie berühren mit Ihrem Brief eines der sensibelsten Themen unserer Zeit, nämlich was lebenswertes Leben ist und wie sehr es von der jeweiligen Wertewelt und Situation abhängt. Ich habe in meiner nunmehr 30-jährigen Tätigkeit schon viele völlig diametral entgegengesetzte Ansichten gesehen, wobei kein Fall mit dem anderen vergleichbar ist.

Im Falle Ihrer Mutter musste angenommen werden, dass ärztliche Hilfe erwünscht war, sonst wäre sie nicht zunächst in das Krankenhaus X, von dort an die chirurgische Abteilung unseres Krankenhauses und von dort wiederum an unsere Abteilung zur Behandlung ihrer Beschwerden zugewiesen worden. In einer rein palliati-

ven Situation ist es sonst üblich, keine weiteren Transferierungen mehr vorzunehmen. Der diensthabende Oberarzt der Internen Abteilung musste also davon ausgehen, in einer Behandlungspflicht zu stehen, wobei eine Entscheidung hier in wenigen Sekunden fallen musste. Im Zweifelsfall (bei Fehlen einer klar dargelegten Willensäußerung des Patienten) ist der Arzt verpflichtet, sich für das Leben zu entscheiden.

Die Pflege Ihrer Mutter oder auch der Besuch im Pflegeheim bedeutet sicherlich eine große Belastung, die Ihnen sicher niemand absichtlich aufbürden wollte. Sie bietet aber auch die Chance großer Nähe und die Möglichkeit, Ihre Mutter in ihrem letzten Lebensabschnitt intensiv zu begleiten.

Ich glaube, dass der Leidenszustand für Patienten nach Reanimation, wie der Ihrer Mutter, selbst nicht so belastend ist, wie es Angehörige oft für sich selbst empfinden. Es ist dennoch eine große Prüfung der Angehörigen, die jedoch – so sehe ich es aus meiner christlichen Wertewelt – sicherlich nicht umsonst ist. Je besser es uns in solchen Situationen gelingt, stark negative Gefühle wie Zorn, Bitterkeit und Verachtung zu relativieren, desto weniger sind wir an die Vergangenheit gefesselt und sehen auch in so schwierigen Situationen die Möglichkeiten für unser eigenes Leben.

Auch wenn ich Ihnen mit diesen Zeilen vielleicht nur wenig von Ihrer Betroffenheit, Verzweiflung und Wut über die Situation, die Sie erleben mussten, nehmen kann, so hoffe ich, Ihnen doch einen wichtigen anderen Teil der medizinisch ethischen Wertewelt, die so schwierig zu handeln ist, vermittelt zu haben. Nicht ohne den Wunsch, dass Sie und Ihre Familie Kraft für die verbleibende Lebenszeit Ihrer Mutter finden mögen.

Für allfällige Gespräche oder Fragen stehe ich Ihnen gerne zu Verfügung.

Mit freundlichen und verständnisvollen Grüßen
P. K., Ärztlicher Leiter

Die traurige Geschichte des Lukas F.
und seiner verzweifelten Mutter

Lukas ist gerade 32 Jahre alt, als ein dunkler Fleck am Rücken ihn beunruhigt und zum Arzt führt. Seine Freundin hat diese in letzter Zeit zunehmende Veränderung der Haut, 2 x 1 cm groß, schon länger bemerkt und ist besorgt. Nun, nach einigen Monaten des Zuwartens, glaubt auch Lukas nicht mehr an eine einfache Sache. Die Gewebsproben des Hautarztes sind heute gekommen, die Nachricht ist erschütternd. Malignes Melanom – der schwarze Hautkrebs – und auch einige Lymphknoten sind befallen, das ergeben Computertomografiebilder und Gewebsproben aus diesen Drüsen.

Mittlerweile ist Lukas so radikal wie möglich operiert worden. Die Hautklinik macht Hoffnung. Eine besondere Chemotherapie lässt die befallenen Lymphknoten, die nicht entfernt werden können, schrumpfen. Doch der Tumor kommt zurück – mit voller Härte und Aggressivität. Die gegenüber der Mutter geäußerte Prognose der Ärzte ist hoffnungslos und unsensibel. Nur eine Frage von Monaten.

„Von Monaten für was?", fragt die Mutter und kann es nicht glauben. Tränen laufen ihr über die Wangen, so dick, dass sie darüber fast erschrickt, als sie Lukas umarmt. Können diese Ärzte nicht ein bisschen einfühlsamer sein? Woher können sie die Zukunft von Lukas so genau kennen? Nein, damit will sie in Zukunft nichts mehr zu tun haben. Sie kann diese negativen Nachrichten nicht mehr hören. Sie will auch von einer dritten Chemotherapie mit fraglichem Ausgang nichts mehr wissen. Es muss doch mehr geben als Leid und Hoffnungslosigkeit.

Sechs Monate später ruft mich der Vater von Lukas an. Er ist verzweifelt. Sein Sohn, der sich schon monatelang nicht bei ihm gemeldet hat, ist aus einer alternativen Krebsklinik zurückgekehrt. Ein Häufchen Elend, abgemagert bis auf die Knochen, die Haut übersät mit kleinen Geschwülsten und Blutungen. Eingesunkene Augen, fahles Haar und ein müder Blick. Nur Schmerzen, furchtbare Schmerzen – überall. Der Vater will einfach Hilfe für seinen Sohn. Er kann den Anblick des Sohnes und seiner Schmerzen nicht mehr ertragen. Wir vereinbaren eine Aufnahme in einem Palliativzimmer des Krankenhauses. Palliativmedizin kümmert sich um sterbende Menschen und sie weiß: Wo man nichts mehr machen kann, ist noch viel zu tun. Doch das Sterben von Lukas, dem Tapferen, gestaltet sich schwierig. Er hat ein exotisches Heilpulver mitgebracht, auf das die Mutter schwört. Hat sie doch gesehen, dass eine kleine Hautwucherung sich dadurch verändert hat. Eine Kleinigkeit nur, aber es ist ein Hoffnungsschimmer. Sie hat den elenden Gesamtzustand längst aus den Augen verloren, Kleinigkeiten zählen mehr als das Gesamtbild. Wie soll ich der Mutter, die sich mit aller Kraft an das Leben von Lukas klammert, die nie mehr negative Antworten von Ärzten hören will, den nahen Tod ihres Sohnes erklären? Es ist ein Versuch der Umschreibung, mehr mit Gesten als mit Worten, die sie gehasst hätte. Der Sohn spürt sein nahes Ende wohl sehr. Aber er hat damit noch keinen Frieden geschlossen. Morphium lindert die Schmerzen gut, aber Lukas will kein Morphium, weil er glaubt, dass sich sein Leben dann künstlich verändern würde. Er will sein Leben und wahrscheinlich sein Sterben „bewusst erleben". Lukas schließt nach drei Tagen seine Augen für immer. Seine Mutter wird das nie verstehen können.

Ein würdiger Tod?

Freiheit, Würde und Selbstbestimmung sind unbestrittene Werte, die wir alle für unser Leben einfordern. *Dignitas* heißt Würde und ist auch die Bezeichnung für einen Verein in der Schweiz, welcher 1998 von dem Anwalt Ludwig Minelli im Kanton Zürich gegründet wurde. Seinem Werbeslogan „menschenwürdig leben – menschenwürdig sterben" sind schon zahlreiche Menschen gefolgt. *Dignitas* beendet das Leben durch assistierten Freitod unter den Augen einer Videokamera und in Anwesenheit von zwei Zeugen. *Dignitas* verabreicht als letzte „würdevolle" Aktivität das Betäubungsmittel Pentobarbital in tödlicher Dosis. *Dignitas* organisiert auch um ca. 6000 Euro Bestattung, Krematorium und Behördengänge.

Terry Pratchett, ein englischer Fernsehautor, hat in seiner viel gewürdigten BBC-Dokumentation *Choosing to die* das Sterben eines 70-jährigen englischen Millionärs unter Dignitas-Bedingungen gefilmt. Einsam steht ein schmuckloser Bau in kalter Winterlandschaft, wo ein nüchternes Ereignis stattfindet. Die gepflegt und gefasst wirkende Ehefrau des Patienten wird von einer älteren Dame begleitet. Sie richtet an den lebensmüden Millionär vorschriftsmäßig die Frage: „Sind Sie sich sicher?" Der Millionär unterschreibt mit wenigen Worten seine Zustimmung, soweit er dies in der eingeschränkten Mobilität halt noch kann. Er unterschreibt ein letztes Formular und trinkt das tödliche Pentobarbital. Bald weicht der letzte Rest von Leben aus seinem schwer funktionsbehinderten Körper, während die Sterbebegleiterin und die Frau ihn zärtlich streicheln. Der Fernsehautor indes verlässt das Sterbezimmer und spricht danach in die mitfilmende Kamera: „Glauben Sie, dass in der Schweiz manchmal die Sonne scheint? Ich möchte eigentlich unter Sonnenschein sterben."

Ist das die Würde des Sterbens, von der wir träumen? Neben der Schweiz, in der es noch einen weiteren „Sterbeverein" gibt, ist die aktive Sterbehilfe noch in den Beneluxstaaten und in den US-Staaten Oregon, Washington und Vermont legal oder zumindest nicht unter Strafe gestellt. In Ländern wie Deutschland und Österreich, die von der unseligen NS-Vergangenheit geprägt sind, wird dieses Thema sehr emotional besprochen, wenngleich *der Wunsch* der Menschen, ähnliche Bedingungen haben zu können, jährlich steigt. Obwohl längst erkannt wird, dass Sterbe*begleitung* – im Sinne professioneller Hilfe durch die sog. Palliativmedizin mit lindernden Maßnahmen, aber ohne aktives Herbeiführen des Sterbens – immer besser möglich ist. Vielleicht wird es einmal möglich sein, durch die zunehmende Kompetenz der Palliativmedizin, also jene Medizin, die sich mit Sterbevorgängen befasst, solche gespenstischen Szenarien überflüssig zu machen. Palliativmedizin befasst sich mit Sterbeerleichterung und ist nicht der Meinung, dass der Sterbevorgang ein menschenunwürdiger Irrtum des Lebens ist. Geborenwerden und Sterben sind für einen Menschen genauso wichtig wie das Leben. Die Möglichkeiten der Palliativmedizin bewusst zu machen, sie auszubauen sollte in den zunehmenden Diskussionsprozess um aktive Sterbehilfe einfließen. Würde und Selbstbestimmung können hier durchaus bewahrt werden.

Die Sterbekultur lässt viele Rückschlüsse auf die Kultur eines Volkes zu. Menschen sollten nicht nur sterben, weil es so üblich geworden ist. Wir alle, und speziell die Medizin, müssen lernen, dass der Tod kein Betriebsunfall, sondern notwendiger Endpunkt eines irdischen Reifungsprozesses ist, der Würde verdient.

Brauchen wir Sterbe*hilfe*?

Die Antwort ist ein klares Ja. Wir müssen Menschen helfen, den letzten Weg ihres Lebens in Würde gehen zu können. Dies bedeutet auch, die Einsicht zu haben, dass dieser letzte Weg für die Vollendung des Lebens ausgesprochen wichtig ist. Aber dieser manchmal beschwerliche letzte Weg sollte nicht leichtfertig entsorgt werden. Die humane Lösung ist nicht die schnelle Lösung einer *aktiven* Sterbehilfe oder *Euthanasie*, wie der Begriff dafür lautet. Dieser Begriff kann zwar würdevoll angewandt, aber auch trotz salbungsvoller Worte missbraucht werden. Menschen aus Mitteleuropa erinnern sich noch mit Schaudern, wie die Hitlerdiktatur sich unter diesem Begriff einer Viertelmillion behinderter Menschen „entledigte". Wenn wir erfahren, dass in Ländern, wo die aktive Sterbehilfe erlaubt ist, die dort geltenden Vorschriften manchmal gar nicht eingehalten werden, dass ein Viertel der Krebsmediziner, die aktive Sterbehilfe legal betreiben, diese Tat im Nachhinein bereut und dass der Wunsch nach aktiver Sterbehilfe in vielen Fällen aus der Hoffnungslosigkeit einer (oft behandelbaren) depressiven Episode entsteht, dann sollten wir, statt Menschen mit aktiver Hilfe in das Jenseits zu befördern, Alternativen überlegen – wenn immer es möglich ist. Wir sollten vor allem nicht das Missempfinden einer sinnentblößten Gesellschaft auf den Wunsch eines Patienten umlegen, der sich gar nicht mehr äußern kann. Diese Gefahr besteht allemal. Der Weg ist nicht weit, dass das eigene Empfinden als Wunsch des Patienten interpretiert, zum Wunsch der Gesellschaft wird und dann Maßnahmen gegen das Leben gesetzt werden. Wenn das Leben nicht unantastbar bleibt, wenn es also diskutierbar wird, je nach gesellschaftlichem Konsens, so mutiert es zum Konsumgut, zu einem demokratisch beeinflussbaren Gut, zum wandelbaren Begriff.

Viele Organisationen haben aus gut nachvollziehbarem Grund scheinbar berechtigte Forderungen nach einem tödlichen Eingriff in das Leben gefordert, wenn es keinen Ausweg mehr gibt. Aus meiner persönlichen Erfahrung sind diese vor der Bevölkerung leicht argumentierbaren Gründe in der Realität häufig gar nicht vorhanden. Warum, so frage ich mich, haben mich im Laufe meines über 30-jährigen ärztlichen Lebens nur fünf Patienten, aber zumindest 500 Angehörige von Patienten um aktive Sterbehilfe ersucht?

Ich erinnere mich an einen querschnittsgelähmten Mann mit 45 Jahren, der nicht mehr leben wollte, nachdem er mit einer schweren Lungenentzündung an unsere Intensivstation eingeliefert worden war. Sein Wunsch, ihn sterben zu lassen, wäre leicht erfüllbar gewesen. Und auch verständlich. Mein Chef, ein zutiefst von christlichen Werten beeinflusster erfahrener Arzt, ließ dies nicht zu und wies mich an, die Beatmungsmaschine zu installieren. Nach dreiwöchigem Aufenthalt auf der Intensivstation war der Mann wieder das, was er vorher war: ein gesunder Querschnittsgelähmter. Und noch eines: Er hatte uns nach sechs Monaten eine Weihnachtskarte mit den einfachen Worten geschrieben: „Danke, dass ihr mir den Wunsch nach meinem Tod nicht erfüllt habt. Mein Leben ist unglaublich wertvoll. Ich genieße es jeden Tag."

Es gibt Tage und dunkle Stunden, da versteht man das nicht so. Wir, die aus einer an materiellen und hedonistischen Wertvorstellungen orientierten Gesellschaft kommen, sehen defizitäres Leben in einem anderen Licht. Daraus treffen wir Entscheidungen für andere, für die diese Wertewelt oft nicht zutrifft. Entscheidungen, die für eine Situation gelten, über die wir uns keine Vorstellungen machen können und die wir auch noch nie empfunden haben. Das mögen wir immer bedenken.

Was wir brauchen, sind Strukturen, die die Begleitung eines Menschen in seiner letzten Phase nicht nur professionalisieren, sondern auch humanisieren. Wir sollten alle unsere Kenntnisse aufbieten, Leid zu verringern und Menschen in dieser wesentlichen Phase ihres Lebens das bestmögliche Umfeld zu vermitteln. Dieser moderne Zweig der Medizin heißt Palliativmedizin, welche manchmal auch Horte des friedvollen Sterbens benötigt, wenn dies zu Hause nicht möglich ist. Diese Horte heißen Hospize. Der medizinische Laie glaubt, dass unerträgliche Schmerzen und Siechtum die überwiegenden Gründe für den Wunsch nach Sterbehilfe sind. Dies ist nach Untersuchungen in Oregon/USA, wo der begleitete Suizid erlaubt ist, nur in 15 % der Fälle gegeben. Bei über 90 % der Menschen, die den Wunsch nach begleitendem Suizid äußern, ist es der Verlust von Autonomie bzw. die verminderte Fähigkeit, das Leben lebenswert und eigenständig gestalten zu können.

Was wir brauchen, ist nicht die Entsorgung des schwer Leidenden, sondern die Linderung des schweren Leides. Wenn es der Schmerz ist, der den Wunsch nach dem Lebensende trägt, muss dieser Schmerz nach allen Regeln der Kunst behandelt werden. Durch gezielten Einsatz von immer wirksameren Schmerzmitteln ist es möglich, weit über 90 % der schweren Schmerzsituationen zu beherrschen. Im Extremfall kann auch eine sog. palliative Sedierung, also ein in künstlichen Schlaf versetzter Patient eine unbehandelbar scheinende Situation zum Besseren wenden.

Für alle Freunde der aktiven Sterbehilfe, für alle jene, die glauben, dass wir das Grundrecht auf Leben und Sterben aktiv realisieren müssen, sei vermerkt: Auch ärztliche Beihilfe zum Suizid ist kein Garant für ein würdiges Sterben. Wir sollten vielmehr alles unternehmen, dass diese Wünsche nicht so oft ausgesprochen werden müssen. Dies ist nicht nur eine medizinische, sondern vor allem auch eine gesellschaftliche und soziale Aufgabe.

Unser Umgang mit dem Tod

Da wir verlernt haben, den Tod als einen wesentlichen Teil des Lebens zu akzeptieren, ist unser Umgang mit dem Tod ein eigenartiger. Einerseits versuchen wir ihn an Krankenhäuser und andere professionelle Institutionen zu delegieren, andererseits versucht unsere medialisierte Welt, dem Tod die letzte Würde zu rauben. Dafür gibt es berühmte Beispiele.

Bekannt wurden bisher die beklemmenden Situationen, als sich Amerikas Fernsehstar Farrah Fawcett in aller Öffentlichkeit zum Sterben begab. Sie kam zum Entschluss, ihr wenig würdevolles Sterben in allen Details einem mediengeilen Publikum zugänglich zu machen, weil sie eindrucksvoll der Glamour- und Eventwelt erhalten bleiben wollte. „Ich wünschte, es wäre vorbei", schluchzt Farrah in dem Film. Wie wahr! Nach der Ausstrahlung des Filmes wurde bekannt, dass ihre Story dem Sender einen Quotenrekord von fast neun Millionen Zuschauern eingebracht hatte.

Jade Goody, eine 27-jährige englische Zahnarzthelferin, wurde durch ihren Auftritt in der Castingshow *Big Brother* bekannt. Sie war keine gewinnende Frau, grob und provozierend, wie es vielleicht in derartigen Shows erwünscht ist. Dennoch, die Diagnose eines unheilbaren Gebärmutterhalskrebses machte sie zum medialen Superstar. Sie ging mit einem privaten Fernsehsender ein lukratives Vertragsverhältnis ein, der es diesem Sender ermöglichte, ihren Krankheitsverlauf in allen Stadien zu drehen. Der clevere Medienmanager befand zum Schluss: „Ihr Leben war erfüllt, so wie ihr Tod."

Der österreichische Autor, Kabarettist und Regisseur Werner Schneyder hatte nach dem Krebstod seiner Frau ein Buch mit dem Titel *Krebs. Eine Nacherzählung* veröffentlicht. Dieses Buch ist eine Abrechnung mit der lebensverlängernden Medizin im Falle einer unheilbaren Krankheit. In einem Interview mit dem Nachrichtenmagazin *Profil* sagte er Folgendes: „Würde ist offenbar keine medizinische Kategorie. Meine Frau wurde zu Chemotherapien regelrecht überredet. Wie mir ein Arzt dann erzählte, wurde ihre auf vier bis fünf Monate bemessene Lebenszeit damit maximal um zwei Monate verlängert. Doch diese Behandlung hatte natürlich auf ihren Zustand verheerende Auswirkungen. Das Absurde war, dass die Therapie ihr mehr zugesetzt hatte als die Primärerkrankung. Die ärztliche Standardbegründung für immer noch weitere Maßnahmen lautete: Wir wollen uns doch nicht vorwerfen, dass wir nicht alles versucht hätten. Rückblickend betrachtet wäre uns allen viel mehr Wahrheit zumutbar gewesen. Diese Form der Unaufrichtigkeit, die ich erfahren habe, multipliziert sich ja ständig. Die Ärzte erwecken falsche Hoffnungen; der Patient lügt den Angehörigen zuliebe und umgekehrt. Und keiner findet den Mut, dieses Geflecht an Unaufrichtigkeiten zu zerschlagen. Irgendwann gab es einen Punkt, wo meine Frau völlig entkräftet dalag und zu meinem Sohn sagte: Wenn ich wieder mobil bin ... Er hat ihr geantwortet: Du und wir wissen, dass du nie wieder mobil sein wirst ... Mit der Antwort hat er sie endlich befreit."

Diese Hilfeschreie von Menschen, die sich in der Öffentlichkeit äußern und sich Gehör verschaffen können, sollten uns nachdenklich werden lassen. Wir sollten die Möglichkeiten realistisch einschätzen und wir als Helfer sollten die Würde des Lebens niemals ignorieren, auch wenn es theoretische Möglichkeiten der Lebens- und Leidensverlängerung gibt. Das bedarf aber einer ausgereiften und gestandenen Persönlichkeit. Diese vermisse ich allerdings manchmal in der Riege unserer „Krebsingenieure". Hier zeigt sich ein Dilemma der Medizin: Wissenschaft, Streben nach neuen Ergebnissen und Umsetzung von statistischen Signifikanzen aus Studien in das wirkliche Leben sind nicht immer gut für die Menschen. Manchmal allerdings schon. Diese Feinheiten zu unterscheiden, dazu bedarf es gereifter Ärzte, die sich den ihnen anvertrauten Menschen, bei denen meist jede therapeutische Orientierung verloren wurde, besonders widmen.

Auch die moderne Medizin hat einen natürlichen Umgang mit dem Tod verlernt, weil er als Niederlage empfunden wird. Es geht sozusagen um die Wiederentdeckung des natürlichen Todes. Moderne und forensisch aufgescheuchte Mediziner fühlen sich zum Handeln gedrängt, auch wenn Handeln nicht mehr sinnvoll ist. Dahinter steht eine juridische Welt, die die Handlungsweisen der Medizin oft nicht zum Guten prägt. Auch wenn der wesentliche Ausgangspunkt der Schutz des Lebens um jeden Preis ist, so wird dieser Schutz nicht selten zur Unheimlichkeit pervertiert. Nur erfahrene und auf einem soliden ethischen Fundament stehende Ärzte haben den Mut, liebevoll das zu unterlassen, was zu einer Verlängerung des Leidenszustandes führt. Auch alle großen Religionen würden das durchaus zulassen. Es geht also um das Unterlassen von immer weiteren Maßnahmen, die den Tod mit den Mitteln der modernen Medizin immer noch ein bisschen hinausschieben, bis nicht mehr würdig gestorben werden kann.

Eluana Jolanda Englaro, die berühmte italienische Wachkomapatientin, hat Geschichte geschrieben. Ähnlich wie bei Terri Schiavo in den USA griff die Politik mit einer eigenen Gesetzgebung ein, bevor das Gericht nach 17 Jahren Wachkoma den Tod zugelassen hat. Auch Richard Rudd verbrachte viele Monate in einem komaähnlichen Zustand. Er hatte einen Motorradunfall und hatte Wochen davor davon gesprochen, dass er sein Leben nie reaktionsunfähig in einem

Krankenbett verbringen wollen würde. Rudd war nicht in einem Wachkoma, sondern in einem sog. Locked-in-Syndrom, bei dem er lediglich mit Augenzwinkern Kontakt mit der Umwelt aufnehmen konnte. Auf die Frage seiner Ärzte, ob sie die lebenserhaltenden Maschinen abschalten sollten, hat er eindeutig „Nein" gezwinkert. Auch daraus wird sichtbar, dass die individuelle Wertschätzung des Lebens durch einen Außenstehenden kaum beurteilt werden kann. Dies gilt sicherlich auch für Wachkomapatienten.

Auch ärztliche Maßnahmen für todkranke Patienten unterscheiden sich je nach Kenntnis dieser Ärzte über die Errungenschaften der Palliativmedizin. Nicht nur sie, sondern auch die meisten Laien sind der Meinung, dass sterbende Menschen reichlich Flüssigkeit erhalten sollten, damit sie nicht verdursten müssen. Außerdem sollten sie Sauerstoff bekommen, um nicht zu ersticken. Neuere Erkenntnisse zeigen jedoch völlig in eine andere Richtung. Die austrocknenden Schleimhäute sind ein Schutz vor belastender agonaler Überwässerung des Patienten. Infusionen erreichen also das Gegenteil. Die Gabe von Schmerz- und Sedierungsmitteln unterdrückt auch bei schwer atmenden Patienten die subjektive Atemnot, welche für Angehörige oft als sehr beklemmend empfunden wird. Dass Sterbende Hunger und Durst leiden müssen, ist wissenschaftlich nie belegt worden. Lediglich das Befeuchten der Schleimhäute ist für sie eine wichtige und liebevolle Begleitbehandlung.

Ein wichtiger neuer Zweig der Medizin ist also zusammenfassend die soeben behandelte Palliativmedizin. Nach dem Motto: Wenn nichts mehr getan werden kann, ist noch viel zu tun. Sterbeerleichterung ohne aktives Beenden des Lebens ist zu einer wichtigen medizinischen Handlung geworden.

Ärzte sind gut beraten, immer dann, wenn keine Hoffnung auf Besserung mehr besteht, ihr therapeutisches Handeln zu hinterfragen. Ist es noch Erfolg versprechend und human, einem Krebspatienten in seiner letzten Phase Tumormedikamente mit potenziell großen

Nebenwirkungen zu verabreichen? Wie weit kann hier noch ein „Erfolg" abgeschätzt werden? Welche Maßnahmen am Ende sinnvoll sind, wird kein Gesetz bestens regeln können. Es werden nur Menschen mit bestem Wissen und Gewissen und mit größtmöglicher medizinischer Erfahrung auf einem soliden ethischen Fundament stehend die richtige Entscheidung treffen können.

Die Hoffnung stirbt zuletzt

Welche Erkrankung Sie auch immer getroffen hat, welcher Verzweiflung Sie auch immer anheimgefallen sind, es besteht immer eine Chance. Eine Chance, Ihre Erkrankung in Griff zu bekommen, eine Chance, Ihre Erkrankung zu überwinden oder zumindest gut mit ihr Leben zu können. Wie viele Jahre das genau sein werden, das wissen wir oft nicht. Eine Erkrankung beim einen ist niemals dieselbe Erkrankung beim anderen. Auch wenn Sie selbst Menschen kennen oder Berichte gehört oder gelesen haben, dass eine bestimmte Erkrankung immer denselben Weg geht: Den Unterschied macht die Strategie, die Sie ergreifen, Ihre Sichtweise, Ihr Glauben, Ihr Vertrauen und die Symbiose zwischen Ihnen und dem Behandler, der nicht immer ein Arzt sein muss. Dennoch gibt es Grenzen, die dann erreicht sind, wenn Ihnen die Krankheit bereits so viel Substanz genommen hat, dass Sie nur mehr ein Schatten Ihrer selbst sind und jedes Ihrer Organsysteme bereits durch einen kleinen Windstoß versagen kann. Dies ist zum Beispiel der Fall bei weit fortgeschrittenen Krebserkrankungen, die zu einer massiven Auszehrung geführt haben, auch bei Herz- und Lungenerkrankungen, die Sie trotz optimaler Therapie ans Bett fesseln oder nur mehr wenige Schritte ermöglichen, und auch, wenn diese Erkrankung bereits nach heutiger Sichtweise optimal behandelt wurde. In einer solchen Situation ist das Annehmen der Krankheit und des Schicksals einem heroischen und sinnlosen Kampf gegen Windmühlen und Illusionen vorzuziehen.

Solchen Menschen dürfen von Angehörigen keine Illusionen vorgegaukelt werden. Es ist für sie meist eine große Erleichterung, die Wahrheit zu erfahren, die sie ohnehin schon gespürt haben. Denn nur so kann der Sterbende seinen letzten Weg würdevoll gestalten und Botschaften an seine nächsten Angehörigen richten, die er eigentlich immer schon sagen wollte. Sterben ist essenzieller Bestandteil unseres Lebens. Den Prozess des Sterbens zu ignorieren ist genauso unsinnig, wie gute Chancen zu vergeben.

Doch in vielen Fällen ist es anders:

Da ist einmal der Ökonomierat Harald P., der trotz intensiven Lebens für andere und ein bisschen für sich, verbunden mit Raubbau an seiner Gesundheit, bereits die dritte Krebserkrankung überlebt hat. Ein früher Blasenkrebs war nur die leichteste Übung. Schon schwerer wog der nicht mehr operable Leberkrebs, der seit Jahren mit einer Kombination von schulmedizinischen und komplementären Methoden in die Schranken gewiesen wird, der zwar nicht geheilt werden kann, aber als mehr oder weniger friedlicher Partner sein Leben beschwerdefrei begleitet. Da ist auch der vor zwei Jahren operierte Lungenkrebs, der sich nicht mehr gemeldet hat – und „nebenbei" die chronische Raucherlunge, der Bluthochdruck, der Diabetes und die Herzschwäche. Immerhin ist er mit 80 Jahren in der Lage, tägliche Spaziergänge und kleine Runden im Schwimmbad zu bewältigen. P. ist, wenn nötig, ein Optimist und manchmal auch Pessimist. Er wurde nicht jährlich untersucht, aber immer dann, wenn relevante Beschwerden aufgetreten sind. Immer dann war das Notwendige zu unternehmen, wenn er sich auch oft davor gefürchtet hat. P. ist ein Gestalter, ein erfolgreicher Politiker und Geschäftsmann, aber auch Christ und gläubiger Mensch. Er hat auch das Schicksal einer schwer behinderten Tochter zu tragen, welche seit Jahren an den Rollstuhl gefesselt durch ein erbliches Leiden kaum mehr sprechen und nicht mehr selbstständig essen kann. Auch damals hatte er alles versucht für die noch kleine Tochter, die schließlich erwachsen geworden ist und deren Schicksal unablässig seinen Lauf nimmt. Oft ist er daran verzweifelt, dennoch hat er diese Bürde akzeptieren müssen. Alle Heiler und Ärzte der Welt, die er konsultierte, konnten seiner Tochter nicht helfen. In seinem Fall ist dies anders. Er sollte eigentlich längst nicht mehr unter uns sein, so wie dies fast alle aus seiner Freundesrunde nicht mehr sind.

Da ist auch Franziska K., welche vor fünf Jahren einen Bauchspeicheldrüsenkrebs diagnostiziert bekam, der nicht mehr operiert werden konnte. Ursprünglich hatte sie eine Chemotherapie begonnen, die sie aber bald ablehnte, weil diese ihre Lebensqualität erheblich verschlechterte (was bei anderen Patienten oft nicht der Fall sein muss). Die Drohungen ihrer Ärzte, dass sie dadurch ihr Leben gefährde, hat sie ignoriert. Denn sie wusste auch um die Substanz dieser Drohungen. Für die beste Chemotherapie ist beim nicht operablen Bauchspeicheldrüsenkrebs gerade mal eine Verlängerung um zwei Lebensmonate möglich. Der Preis, der dabei zu bezahlen ist, ist nicht immer klein. Manchmal aber ist er dennoch lohnenswert. Franziska K. hat auf homöopathische Krebsspezialisten gesetzt, ihre Ernährung etwas umgestellt, ihr Leben geordnet. Sie pflegt ihre Leidenschaften und hat beschlossen, sich viel zu bewegen. Was auch immer ihr Schicksal so günstig beeinflusst hat, ist nicht bekannt. Tatsache ist nur, dass sie schon seit viereinhalb Jahren hätte tot sein sollen.

Und dann ist da noch Anna T. Die 68-jährige Frau hatte vor zweieinhalb Jahren ihr Auge verloren, weil ein aggressiver Krebs, der normalerweise nur die Haut angreift, ihr Auge befallen hatte. Zum Zeitpunkt der Diagnose waren bereits zahlreiche Metastasen in ihrem Körper vorhanden. Die ihr angeratenen Chemotherapien und zuletzt eine als Wundermittel apostrophierte, neue biologische Tumortherapie hatten leider nichts gegen eine weitere Progression ihres Tumorleidens ausgerichtet. Die begleitende komplementäre Behandlung ließ sie jedoch trotz Lungen- und Weichteilmetastasen ein weitgehend normales Leben führen. Sie konnte ihre ausgedehnten Bergwanderungen, die sie so sehr liebte, ohne Probleme durchführen. Niemand hätte ihr ihre schwere Erkrankung angesehen. Sie spürte das langsame Zunehmen der Metastasen nicht wirklich, ihr Körper verfiel nie und auch ihr seelischer Zustand war stabil. Nur zuletzt ging alles sehr schnell. Nach zweieinhalb Jahren, also zwei Jahre länger als das, was laut Lehrbuch als Lebensdauer zu erwarten gewesen wäre, ist sie nach kurzem, aber durch Schmerzpumpen und mit weiteren komplementärmedizinisch-palliativen Maßnahmen erträglich verstorben.

Dann ist noch der 75-jährige Lukas D., dessen schweres Herzleiden ihn bereits vor 15 Jahren mehrfach an den Rand des Herzversagens und somit des Lebens geführt hat. Die ausgeprägte Pumpschwäche des Herzens hat die Prognose eines fortgeschrittenen Lungenkrebses: also nur mehr wenige Monate zu leben. Herr D. wurde nach allen Regeln der modernen Kardiologie behandelt. Er erhielt die modernsten Herzmedikamente und einen Defibrillator eingebaut. Und vor allem erhielt er den Auftrag, wieder ins Leben zurückzukehren, auf seinem Bauernhof tätig zu sein und auf die Jagd zu gehen. Doch wer weiß, was alles hätte passieren können? Es ist noch nichts passiert. Herr D. ist mittlerweile an die biologischen Grenzen seines Lebens gekommen, die auch ohne schwere Herzerkrankung vorhanden wären. Er ist ein Beispiel dafür, dass auch eine fortgeschrittene Krankheit nicht zu einer Dauerwarnung durch Ärzte, zur Überprotektion, zu Dauerstress und Dauerangst führen sollte. Herr D. war in der Lage, dies zu bewerkstelligen. Er setzte ein Beispiel gegen die Dauerangst der Ärzte, die sie kranken Patienten ein lebenswertes Leben verbieten lässt, um sie vor Schaden oder wohl sich selbst vor schlechter Reputation zu bewahren – falls doch etwas passieren sollte.

Auch Herbert P. ist eine Ausnahme. Vor zweieinhalb Jahren wurde die Diagnose eines bösartigen Hirntumors gestellt. Er wurde operiert, aber es konnte der Tumor nicht zur Gänze entfernt werden. Die durchschnittliche Lebenserwartung beträgt in so einem Fall etwa ein knappes Jahr. Zum Staunen der Ärzte zeigt der Tumor, der mit einer Mischung aus Standardchemotherapie in Tablettenform und komplementärmedizinischer Therapie behandelt wird, auch nach

Jahren keinerlei Anzeichen für Wachstum oder Wiederaktivität. Die behandelnden Neurochirurgen sehen das nicht oft, sie nehmen dies aber gerne zur Kenntnis. Herr P. hat seinen Beruf nie unterbrochen. Er ist wieder zurückgekehrt und nimmt ganz normal am Leben teil wie früher. Er betreibt seine kleine Firma, nimmt vielleicht viele Kleinigkeiten nicht mehr so ernst, lässt diese auch nicht mehr so an sich heran und ist weiterhin begeisterter Feuerwehrmann.

Wenn einem in einem ärztlichen Leben auffallend viele solcher „Ausreißer" vom „normalen Verlauf" passieren, also – nach wissenschaftlicher Definition – so viele definitive oder zumindest vorübergehende Spontanheilungen passieren, dann wird einem allmählich klar, welches Heilungspotenzial im Menschen auch mit schweren Erkrankungen innewohnt. Dieses Potenzial wachzurufen ist auch Aufgabe der modernen Medizin. Am ehesten ist dies möglich, wenn man wissenschaftliche Erkenntnisse mit seriösen komplementärmedizinischen Maßnahmen, die der Arzt aber auch beherrscht, kombiniert. Vermutlich gelingt dies allerdings nur, wenn sowohl der Arzt als auch der Patient von ihren Möglichkeiten überzeugt sind. Sich auf Dinge einzulassen, die vielleicht nicht gewöhnlich sind, und vor allem Vertrauen sind hier unabdingbare Voraussetzungen. Sie können jedenfalls darauf vertrauen: Die Hoffnung stirbt zuletzt.

Fazit: Zu Sterbehilfe und Tod

- Das Leben ist (noch immer) endlich und das wird so bleiben – trotz Medizin.
- Medizin kann einiges, doch bei Weitem nicht alles regeln. Genetik und Lebensstil fordern ihren Tribut.
- Sterbehilfe und Sterbebegleitung in Form der Palliativmedizin sind humanere Lösungen als die „Entsorgung" des Lebens durch Dritte.

■ Sich rechtzeitig um eine Patientenverfügung zu kümmern nimmt Ihnen die Sorge vor Übermedizin am Lebensende und entlastet das Gewissen der behandelnden Ärzte und Ihrer Angehörigen.

■ Sterben ist ein wesentlicher Teil unseres Lebens. So sollte es gestaltet werden. Mit Würde und nicht mit der Wertewelt einer hedonistisch orientierten Raubtiergesellschaft.

Nachwort

Sollten Sie den Eindruck gewonnen haben, dass man sich von der modernen Medizin fernhalten muss, weil sie mehr Schaden als Nutzen stiftet, dann habe ich etwas nicht verständlich erklärt. Das wäre Nihilismus und ist grundlegend falsch. Vieles, was vor Jahren noch tödlich und unheilbar war, ist machbar geworden. Manches jedoch hat sich verselbstständigt und ist eine Fehlentwicklung geworden. Nicht wenige Leistungen in der Medizin sind verzichtbar und gefährlich, viele andere lebensrettend. Vieles ist noch immer nicht machbar und das Leben bleibt definitiv endlich. Wird es immer bleiben. Das letzte Hemd hat nicht nur keine Taschen, auch keinen Defibrillator und keine Wunderdrogen und kommt auch nicht aus dem Anti-Aging-Illusionsverkaufsshop.

Unser Gesellschaftsbegriff ist ein Kind unserer Zeit und weit von (eigentlich notwendiger) Demut gegenüber der Schöpfung unserer unglaublich vielfältigen und schönen Welt entfernt. Wir befinden uns auf einer spannenden und manchmal beschwerlichen Reise der Reifung, an deren Ende nicht das Ende ist. Es geht hier um das rechte Maß. Es geht darum, Fehlentwicklungen zu vermeiden, reine Geschäftsideen als solche zu erkennen und Sinnvolles unbedingt anzuwenden.

Was das rechte Maß ist, ist vielen nicht klar, oft auch nicht den Ärzten und selten jenen, die für die Gesundheitspolitik eines Landes verantwortlich sind. Sie sind oft Getriebene einer verwirrten und durch Lobbys dominierten Gesellschaft und derer Begehrlichkeiten. Manches, was unter dem Deckmantel der Gesundheit geschieht, ist nicht gesund, sondern dient oft nur merkantilen Interessen. Aber vieles ist sehr wohl im Sinne der Gesundheit.

Manches Schicksal kann verändert werden, manches nicht, was immer wir auch tun. Aber es geht um das Abwendbare und das Anwendbare, es geht um das Ergreifen von Möglichkeiten, die immer mehr werden. Es geht um den klaren Blick in einer verwirrten Zeit der Über- und Fehlinformation. Dabei soll Ihnen dieses Buch helfen. Skepsis ja, aber dennoch Vertrauen. Hausverstand und Zulassen verschiedener Ansichten, dennoch Abgrenzung zur Scharlatanerie und Abzocke. Ökonomie in der Gesundheit macht Sinn, aber nicht bis zur Aufgabe ethischer Grundsätze. Auch ein Aufruf zur Eigenverantwortung scheint mir angebracht, im Gegensatz zu blindem Einfordern, was einem angeblich zusteht. Verlassen Sie sich nicht nur auf „das System". Das führt zu nichts, außer der Illusion des vermeintlichen Rechtes auf Gesundheit, die dennoch immer mehr Menschen zuteil werden sollte – bis das Unvermeidliche kommt. Bis dahin wollen wir gesund bleiben oder das Leben soll zumindest lebenswert sein.

Danksagung und Entschuldigungen

Ich danke all meinen Patienten, die sich bemüht und deren Krankengeschichten bewirkt haben, mir eine klarere Sichtweise zu vermitteln. Dazu haben sie bei mir fast 30 Jahre gebraucht.

Was Sie gelesen haben, ist also ärztliche Erfahrung über 30 Jahre, ohne die Grenzen einer wissenschaftlichen Studie, aber unter Verwendung wissenschaftlicher Erkenntnisse. Sie haben auch erfahren, dass Medizin nur teilweise mit Wissenschaft zu tun hat. Dies ist daher keine wissenschaftliche Arbeit und erhebt auch nicht den Anspruch auf Einzigartigkeit, da manche Ideen und Schilderungen auch bei anderen vorkommen. Solche Ansichten wurden jedoch nur aufgegriffen, wenn sie sich mit meinen Erfahrungen und Überzeugungen decken. Andere (auch besonders sensationelle) habe ich wieder verworfen, weil sie nicht von Bedeutung, konstruiert oder massiv überzogen sind, auch wenn sie spektakulär klingen und gut lesbar wären.

Das ist auch kein Buch *gegen* Mediziner, sondern *für* Patienten: Damit sie sich besser auskennen, warum manches so läuft, wie es läuft, und damit sie auch Mediziner und deren Nöte besser verstehen können. Es ist aber auch ein Buch *für* Mediziner, die dadurch über andere Sichtweisen nachdenken (aber sicher nicht alles akzeptieren) können.

Ich habe Anregungen aus unzähligen wissenschaftlichen Publikationen, aus medizinischen Literaturservice-Einrichtungen sowie aus Büchern, Journalen, Zeitungen und Internetforen aufgegriffen, wenn sie aktuell waren und ausdrücken, was Menschen und die Wissenschaft derzeit beim Thema Gesundheit bewegt. Ich habe über diese Themen berichtet und sie aus meiner Sichtweise (und oft mit persönlicher Erfahrung) interpretiert.

Der absolut größte Teil der Ausführungen ist jedoch selbst erlebt und gefühlt, über Jahrzehnte gereift und alle vorgestellten Fälle sind authentisch. Lediglich Namen und Umstände sind so geändert, dass die ärztliche Schweigepflicht gewahrt bleibt. All diese Fälle haben mich intensiv berührt. Sie stehen exemplarisch für Entwicklungen, Schicksale, Mahnungen und Hoffnungen. Dafür bin ich diesen Menschen dankbar. Auch dafür, dass ich das erleben, ihr Schicksal teilen und ihnen auch manchmal helfen durfte. Wichtiges habe ich am Sterbebett vieler Menschen erlebt, erfahren und gelernt. Dafür habe ich viel Zeit aufgewendet – eine wertvolle Zeit für mich und vielleicht auch für die mir in ihren letzten Tagen anvertrauten Menschen. Sie haben mich spüren lassen, was wirklich zählt.

Dankbar bin ich auch vielen Widersachern in meinem medizinischen Leben, die meine Ansichten nicht teilen. Sie haben mir zwar kurzfristig den Blutdruck erhöht (den ich zeitweise behandeln musste), haben mir aber eine breitere Einsicht verschafft. Ohne Gegner wär's nicht so spannend und herausfordernd. Das hält (geistig) fit und fördert neue Ideen, danke dafür!

Für einen wissenschaftlich erzogenen Schulmediziner habe ich mich manchmal weit aus dem Fenster gelehnt, kritisiert und meine Zunft nicht immer verschont. Dennoch habe ich großen Respekt vor

Menschen, die im Gesundheitswesen arbeiten. Ihr Beruf ist nicht leicht, manchmal frustrierend und dennoch oft dankbar (und nicht selten unverzichtbar). Auch Spitalserhalter, Krankenkassen- und Ärztekammerfunktionäre, Politiker und Verwalter sind nur Menschen und oft genug erheblichen Zwängen unterworfen, von denen sie sich schwer befreien können. Und oft genug fehlt der Mut, seine Klientel zu enttäuschen.

Jene, die für die Rahmenbedingungen in der Medizin verantwortlich sind, aber auch jene, die vorschnell kritisieren, haben oft keine Ahnung, worum es wirklich geht – und dass es oft mehrere Wahrheiten und noch mehr berechtigte Ansichten und Vorstellungen gibt. Das erfährt man, wenn diese Menschen selbst erkranken und für sich vieles einfordern, was – nach ihrer früheren Ansicht – angeblich für andere nicht notwendig war.

Anderen Kritikern muss ich wirklich dankbar sein, denn sie bringen oft Licht in einen Irrgarten oder Märchenwald. Und damit erhöhen sie die Chancen, dass sich Fehlentwicklungen korrigieren lassen. Aber das dauert. Das vorliegende Buch soll eine Abkürzung sein.

Ich habe auch provoziert, will herausfordern, damit etablierte Meinungen aufbrechen und sich etwas verändern kann. Das geziemt sich für einen Primarius eigentlich nicht (daher schreiben diese normalerweise auch nie solche Bücher). Dafür werde ich mein Fett abbekommen. Mal sehen, wie das ausgeht.

Alle, die ich in meinem Buch eventuell beleidigt habe, mögen dies als Kollateralschaden für einen, so wie ich hoffe, guten Zweck sehen. Schließlich: Wer sagt schon, dass das Leben gerecht ist? Auch das haben Sie in diesem Buch erfahren. Aber wer glaubt schon, dass wir mit unseren Erkenntnissen schon am Ende sind? Jener aber, der den Stein des Weisen besitzt, möge ihn als Erster auf mich werfen. Aber Vorsicht: Er sitzt im Glashaus!

Internetadressen

Die Warnung wurde bereits ausgesprochen: Im Internet wird gesundheitlich alles geboten, Gutes und Böses – und leider oft ungefiltert. Das führt zu Nebenwirkungen. Vergessen Sie es, aus Ihren Symptomen eine Diagnose im Internet zu basteln. Das führt meist zu Verwirrung und Ängsten. Bevor Sie also von Ihrem bevorstehenden Ende überzeugt sind, wenden Sie sich vertrauensvoll an Ihren Hausarzt. Auch Internetärzte sind (meist entgeltlich) eher ein neues Geschäftsmodell als eine gute Hilfe. Sie können den Blick des Arztes auf Ihren Körper, dessen Untersuchung und die gefühlte Befindlichkeit nicht ersetzen. Und noch etwas: Ärztebewertungsportale sind nicht besonders hilfreich, das findet jedenfalls des *Ärztliche Zentrum für Qualität in der Medizin* in Deutschland.

Brauchbare Informationen finden Sie in folgenden Internetportalen (ohne Anspruch auf Vollständigkeit):

www.plattformpatientensicherheit.at
www.gesundheit.gv.at
www.gesund.co.at
www.netdoktor.at
www.gesundheitsinformation.de
www.krebsgesellschaft.de
www.patienteninformation.de
www.netdoktor.de
www.onmeda.de
www.vitanet.de
www.sprechzimmer.ch
www.dartmouthatlas.org
www.medscape.com
news.doccheck.com/de/

Literaturverzeichnis

Amann, U. u. a.: Prescribing of potentially inappropriate medications for the elderly: an analysis based on the PRISCUS list. *Deutsches Ärzteblatt* Int. 2012;109:69.

Autier, P. u. a.: Breast cancer mortality in neighbouring European countries with different levels of screening but similar access to treatment: trend analysis of WHO mortality database. BMJ 2011;343:d4411.

Bäck, K.: Seniorenpillen. Eine geht noch rein. DocCheck News, 22.10.2010.

Bartens, W.: Heillose Zustände. Warum die Medizin die Menschen krank und das Land arm macht. Droemer Verlag, München, 2012.

Bramwell, R. u. a.: Health professionals' and service users' interpretation of screening test results: Experimental study. *British Medical Journal* 333 (2006), 284 ff.

Berrington de Gonzáles, A. u. a.: Projected cancer risk from computed tomography scans performes in the United States in 2007. *Archives of Internal Medicine* 169 (2009), 2071–2077.

Bjelakovic, G. u. a.: Mortality in randomized trials of antioxidant supplements for primary and secondary prevention: systematic review and meta-analysis. JAMA 2007; 297:842.

Bjelakovic, G. u. a.: Antioxidant supplements for prevention of mortality in health participants and patients with various diseases. Cochrane Database Syst Rev 2008 Apr 16;(2): CD007176.

Boden, W. E.: Mounting evidence for lack of PCI benefit in stable ischemic heart disease: what more will it take to turn the tide of treatment? *Arch Intern Med* 2012;172/319.

Boniol, M. u. a.: European Cancer Congress 2013, abstr. 1481.

Djulbegovic, M. u. a.: Screening for prostate cancer: Systematic review and meta-analysis of randomized controlled trials. *British Medical Journal* 341 (2010), c4543.

Donner-Banzhoff, N. u. a.: Wie können wir Evidenz besser vermitteln? In: Gigerenzer, G./Muir Gray, J. A. (Hg.): Bessere Ärzte, bessere Patienten, bessere Medizin. Medizinische Wissenschaftliche Verlagsgesellschaft, München, 2013, S. 217–235.

Ehgartner, B.: Schlussbilanz. *Profil*, Nr. 6, 08.02.2010.

Ehgartner, B.: Der Vorsorge-Wahn. *Profil*, Nr. 32, 03.08.2009.

Ellis, S. G.: Refining the art and science of coronary stenting. *N Engl J Med* 2009; 360:292.

Flintrop, J.: Boni für Chefärzte: Bedenkliche Anreize – Immer mehr Chefarztverträge enthalten Zielvereinbarungen. Dabei werden vorrangig finanzielle Ziele festgelegt. *Deutsches Ärzteblatt* 2012; 109:A298.

Frutiger, A.: Die meisten Fehler passieren bei VIP's. *Intensiv-News* 2004; Ausgabe 01.

Georgescu, V.: Fieber: Finger weg vom Thermostat. *DocCheck News*, 10.09.2010.

Gigerenzer, G.: Risiko: Wie man die richtigen Entscheidungen trifft. C. Bertelsmann Verlag, München, 2013.

Gigerenzer, G.: What are natural frequencies? Doctors need to find better ways to communicate risk to patients. *British Medical Journal* 343 (2011), d6386.

Gigerenzer, G. u. a.: Public knowledge of benefits of breast and prostate cancer screening in Europe. *Journal of the National Cancer Institute* 101 (17), 2009, S. 1216–1220 (doi:10.1093/jnci/djp237).

Gigerenzer, G.: Collective statistical illiteracy: a cross-cultural comparison with probabilistic national samples: comment on „Statistical numeracy for health". *Arch Intern Med* 2010;170:468.

Goebel T./Hager A.: Besser sterben. *Profil* 44, 29.10.2012.

Hager, A.; Die Hard. *Profil* 23, 29.05.2009.

Hoffmann, R.: Screening for Prostata Cancer. *NEJM* 2011;365:2012-9.

Hoffman, R. M. u. a.: Decision-making processes for breast, colorectal, and prostate cancer screening: The DECISIONS survey. *Medical Decision Making* 30 (2010), S. 53S–64S.

Hübner, J. u. a.: How useful are diets against cancer. *DMW* 2012;137(47):2417–22.

Indian Polycap Study (TIPS). Yusuf, S. u. a.: Effects of a polypill (Polycap) on risk factors in middle aged individuals without cardiovascular disease (TIPS): a phase II, double-blind, randomized trial. *Lancet* 2009; 373:1341.

Ioannidis, J. P. A.: Why most published research findings are false. *PLoS Medicine* 2 (2005), S. 696–701.

Isaacson, W.: Steve Jobs. Die autorisierte Biographie des Apple-Gründers. C. Bertelsmann Verlag, München, 2011.

Jacob, L. M./Weis, N.: Krebszellen mögen Zucker, aber noch mehr lieben sie Fett und tierisches Eiweiß. *Deutsche Zeitschrift für Onkologie* 2012; 44:109–118.

Kirch, W./Schafii, C.: Misdiagnosis at a university hospital in 4 medical eras. *Medicine* 1996;75:29.

Krogsboll, L. T. u. a.: General health checks in adults for reducing morbidity and mortality from disease. *Cochrane Database of Systematic Reviews* 10 (2012), CD009009.

Langbein, K.: Radieschen von oben. Über Leben mit Krebs. Ecowin Verlag, Salzburg, 2012.

Lederer, E.: Brustkrebs-Chemo: Noch zu viel „Blinde Kuh". *DocCheck News*, 12.03.2012

Lederer, E.: Ortho-VIPs: Müller-Wohlfahrt für alle. *DocCheck News*, 29.03.2012.

Lederer, E.: Und dem Tod soll kein Reich mehr bleiben. *DocCheck News*, 19.09.2010.

Lown, B.: Die verlorene Kunst des Heilens. Anleitung zum Umdenken. Schattauer Verlag, Stuttgart, 2002.

Lütz, M.: Lebenslust. Wider die Diät-Sadisten, den Gesundheitswahn und den Fitness-Kult. Pattloch Verlag, München, 2002.

Moseley, J. B. u. a.: A controlled trial of arthroscopic surgery for osteoarthritis of the knee. *N Eng J Med* 2002; 347:81.

Mursu, J. u. a.: Dietary supplements and mortality rate in older women: the Iowa Women's Health Study. *Arch Inten Med* 2011;171:1625.

Nieuwlaat, R. u. a.: Why are we failing to implement effective therapies in cardiovascular disease? Eur Heart J 2013; 34(17): 1262–9.

Patel, M. R. u. a.: Low diagnostic yield of elective coronary angiography. *N Engl J Med* 2010; 362:886.

Raschetti, R. u. a.: Cholinesterase inhibitors in mild cognitive impairment: a systematic review of randomised trials. *PLoS Med* 2007; 4:e338.

Rautenstrauch, J.: DMW 2000; 125 Jg., Nr. 37, A14.

Schlingensief, Christoph: So schön wie hier kanns im Himmel gar nicht sein! Tagebuch einer Krebserkrankung. btb Verlag, München, 2010.

Schroeder, F. H. u. a.: Prostate-cancer mortality at 11 years of follow-up. *New England Journal of Medicine* 2012; 366: 981–990.

Stergiopoulos, K./Brown, D. L.: Initial coronary stent implantation with medical therapy vs medical therapy alone for stable coronary artery disease: Meta-analysis of randomized controlled trials. *Arch Intern Med* 2012; 172:312.

Studdert, D. M. u. a.: Defensive medicine among high-risk specialist physicians. *JAMA* 2005;293:2609–17.

Terzani, T.: Noch eine Runde auf dem Karussell. Vom Leben und Sterben. Knaur Taschenbuch Verlag, München, 2007.

US Preventive Services Task Force: Screening for breast cancer: U.S. Preventive Services Task Force recommendation statement. *Ann Intern Med* 2009;151:716.

Van den Heuvel: Krebs? Will ich nicht. Hab ich nicht. *DocCheck News*, 23.11.2011.

Young, J. u. a.: Antibiotics for adults with clinically diagnosed acute rhinosinusitis: a meta-analysis of individual patient data. *Lancet* 2008; 371:908.

Warner, E.: Breast-Cancer Screening. *NEJM* 2011;365:1025–32.

Wegwarth, O. u. a.: Do physicians understand cancer screening statitics? A national survey of primary care physicians in the United States. *Ann Intern Med* 2012;156:340.

Wetz, A.: Spitalsbetten als Krankmacher. *Die Presse*, 31.05.2013.

Wie leben Menschen, die an Demenz leiden, was denken und fühlen sie in ihrer Welt des großen Vergessens? Ein kompakter medizinischer Überblick informiert fundiert über Diagnose, aktuelle Behandlungsmethoden und den Alltag mit Demenz-Patienten; literarische Skizzen zeichnen einfühlsam Innensichten von Betroffenen nach.

Dieses Buch zeigt die kleine und doch oft so reiche Erlebenswelt dementer Menschen und ihres Umfelds auf und will einen Beitrag zu mehr Verständnis für Menschen leisten, die – auf welche Weise auch immer – von Demenz betroffen sind.

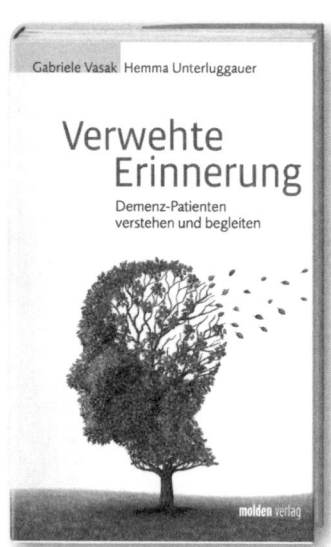

Gabriele Vasak · Hemma Unterluggauer
VERWEHTE ERINNERUNG
Demenz-Patienten verstehen und begleiten

152 Seiten, 13,5 x 21,5 cm
Hardcover mit Schutzumschlag
€ 19,99 · ISBN: 978-3-85485-319-0

molden verlag

Wie steht es um die Menschen in einem Krankenhaus? Was macht es aus ihnen? Wie fühlt es sich an, hier als Arzt, Ärztin oder Pfleger/in zu arbeiten? Was bedeutet es, wenn man dort als Patient/in ist? Und: Was ist eigentlich Gesundheit? Jedes Nachdenken darüber ist auch ein Nachdenken über das eigene Leben: Gesundheit und das „Ja zu sich selbst" sind untrennbar verknüpft.

Der Theologe und Philosoph Clemens Sedmak hat basierend auf vielen Gesprächen mit Betroffenen diese fundamentalen Fragen aufgearbeitet und gibt lohnenswerte Denkanstöße, die letztlich jeden von uns betreffen.

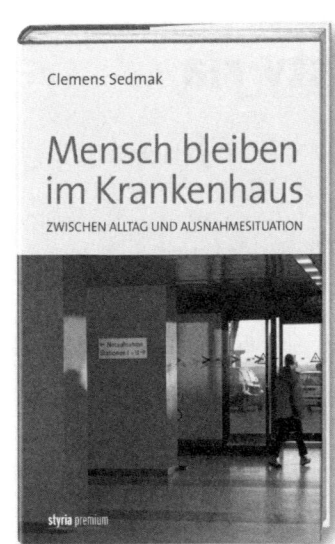

Clemens Sedmak
MENSCH BLEIBEN IM KRANKENHAUS
Zwischen Alltag und Ausnahmesituation

176 Seiten, 13,5 x 21,5 cm
Hardcover mit Schutzumschlag
€ 19,99 · ISBN: 978-3-222-13399-2

styria premium

Impressum

ISBN 978-3-85485-328-2

sty⸆ria

Wien – Graz – Klagenfurt
© 2014 by *Molden Verlag*
in der Verlagsgruppe Styria GmbH & Co KG
Alle Rechte vorbehalten.

Bücher aus der Verlagsgruppe Styria gibt es
in jeder Buchhandlung und im Online-Shop

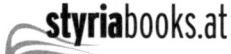 **styria**books.at

Buch- und Covergestaltung: Bruno Wegscheider
Layout: Alfred Hoffmann
Coverfoto: iStockphoto.com/EHStock

Druck und Bindung:
Druckerei Theiss GmbH, St. Stefan im Lavanttal
7 6 5 4 3 2 1
Printed in Austria